MAIGRIR

pourquoi · comment · quand

Jacqueline LUCIANI

Photos : J.L. Syren / S.A.E.P.

La coordination de cette collection est assurée
par Paulette Fischer.

EDITIONS S.A.E.P.
INGERSHEIM 68000 COLMAR

« C'est une ennuyeuse maladie que de conserver sa santé par un trop grand régime. »

La Rochefoucauld.

AVANT-PROPOS

Voici quelques années, dans une station thermale à Brides-les-Bains en Savoie, naissait une expérience sans précédent. Le pari était lancé que la DIETETIQUE, science alors méconnue d'un grand nombre de personnes, pouvait être apprise par tous et que chacun pouvait l'adapter à son cas.

Un programme d'enseignement fut alors institué, qui donnait à chacun la possibilité de comprendre ce dont il souffrait et ce qui le menait à la surcharge pondérale. Ceux qui participèrent à l'expérience se déclarèrent satisfaits de cette nouvelle manière de se soigner : comprendre pour mieux traiter. En effet, il ne s'agissait plus d'appliquer un traitement alimentaire sans savoir pourquoi, mais de participer à son application en connaissant les principes le régissant.

Beaucoup, à l'issu de cet enseignement, ont émis le désir de pouvoir retrouver ces principes par écrit. C'est pour répondre à leur attente que cet ouvrage a été élaboré.

Ce livre leur est dédié en remerciements.

J. Luciani,
Diététicienne.

« Ce n'est pas la volonté qui mène au but,
mais le but qui donne la volonté. »

INTRODUCTION

La DIETETIQUE est une science restée longtemps au stade empirique.

Il était reconnu que l'alimentation pouvait apporter soit des bienfaits, soit des désagréments si celle-ci était trop importante ou trop réduite. On se souvient encore du scorbut qui frappait, par manque de Vitamine C, les marins de Christophe Colomb partis à la découverte de l'Amérique.

De là, la Diététique est devenue un traitement des suites, des lésions, donc curative.

Mais, depuis 30 ans, et avec les progrès de la recherche scientifique, les effets d'une mauvaise alimentation ont livré leurs secrets pour aboutir à la découverte des causes. Celles-ci sont alors rentrées dans le domaine des préoccupations des diététiciens qui savent qu'une alimentation déséquilibrée induit telle ou telle maladie. On parlait alors de prévention.

Pourquoi maigrir ?

Justement parce que l'on sait trop combien la surcharge pondérale va nous porter préjudice : il est, psychologiquement, difficile de vivre dans un corps trop lourd, et cela est encore plus vrai pour la femme qui subit les assauts de la mode et de la publicité. Il est également, physiquement, difficile de conserver en bonne santé un corps trop envahi par la graisse. L'enjeu est fondamental pour équilibrer son corps et son esprit.

Comment maigrir ?

En connaissant le but et les moyens. Le but étant d'être en accord avec soi-même, et non de ressembler aux mensurations standardisées, le moyen étant de connaître les relations de son corps avec les aliments et donc de bien utiliser ces derniers.

Quand maigrir ?

Quand on en a profondément envie, quand on le veut, mais en acceptant les règles du défit, la détermination, la patience, les échecs, le but. Les personnes qui perdent puis reprennent du poids à longueur d'année n'ont pas maigri quand il le fallait. Il faut décider de maigrir quand tout va bien pour le plaisir d'être plus mince et non pour être moins gros.

Attention, l'expérience le prouve, les résultats ne sont durables que lorsque tous les facteurs sont respectés. Alors, les bienfaits seront physiques et psychiques.

Aujourd'hui certains ont modifié leurs habitudes alimentaires et goûtent aux bienfaits de la Diététique.

Vous ne trouverez pas dans ces lignes des formules magiques, l'Alchimie est étrangère à la Diététique. D'ailleurs les alchimistes étaient rarement obèses, peut-être parce qu'ils étaient occupés par autre chose que leur tube digestif.

Pas de solutions miracles ou infaillibles, mais un ensemble de principes simples et quotidiens qui concourront par leur application à la réalisation d'un autre vous-même.

POURQUOI SOMMES-NOUS GROS ?

Les raisons sont multiples. Voici certaines d'entre elles. Les connaître peut permettre de dédramatiser le problème pour mieux le solutionner.

L'HEREDITE

C'est un facteur déterminant puisque l'on estime qu'un enfant
. dont les parents ont tous deux une surcharge pondérale a 80 % de risques d'être dans la même situation !
. dont l'un des parents a une surcharge pondérale a 50 % de risques d'être dans la même situation !

Comme tout facteur héréditaire, au même titre que la taille, la couleur des yeux ou des cheveux, ce caractère ne se transmet pas obligatoirement (ce qui explique la différence entre les enfants d'une même famille), ou peut aussi sauter une génération.

Il est important de préciser qu'il s'agit là d'une hérédité directe, physiologique. Mais il peut aussi y avoir une hérédité indirecte, transmise par l'éducation au niveau de l'image du corps, ou de l'alimentation.

LE POIDS A LA NAISSANCE

Les observations (nombreuses dans ce domaine) montrent la fréquente relation, bien que non systématique, entre le poids élevé à la naissance (soit à partir de 4 kg.) et la surcharge pondérale à l'âge adulte. Connaître le poids de naissance permettra de dater l'ancienneté du problème et donc de présumer parfois de la durée du traitement.

Il est certain qu'une prise de poids récente se traitera plus rapidement qu'une surcharge ancienne.

L'ALIMENTATION PENDANT LES PREMIERES ANNEES DE LA VIE

La preuve est faite qu'une alimentation déséquilibrée (quantitativement ou qualitativement) pendant les 2 premières années de la vie conduit à la prolifération et à l'augmentation de la taille de nos adipocytes, cellules chargées de la mise en réserve de notre graisse, et cela sans retour. Mal alimenter un enfant dès le début de sa vie peut donc en faire un adulte avec une surcharge pondérale. C'est pour cette raison que l'on sensibilise les parents au bien fondé de la Diététique préventive, Diététique synonyme de logique et non de barrages intempestifs !

Bien éduquer un enfant est facile, dans le domaine de l'alimentation, si l'exemple des parents est bon. L'enfant étant beaucoup plus ouvert que l'adulte à la diététique, il sera bon de lui inculquer dès le plus jeune âge, les grandes règles de l'équilibre, qui lui seront toujours utiles. A l'inverse, il faut savoir rester prudent et ne pas assommer l'enfant avec l'obsession de la diététique. Trop de mères partagent en effet leur pseudo-connaissance ou plutôt leurs craintes alimentaires avec leurs enfants, et faussent alors le symbole relationnel du repas. N'oublions pas que le fait de manger est le premier acte relationnel de l'enfant, qui, dès qu'il naît, cherche à têter. Il faut donc toujours privilégier l'échange du repas dont la signification, bien qu'inconsciente, reste primordiale. Le repas doit rester un moment de détente.

L'ALIMENTATION A L'AGE ADULTE

Après la grande vogue des dérèglements hormonaux et des rétentions d'eau, et donc de l'usage incontrôlé des extraits thyroïdiens et des diurétiques (qui restent néanmoins dans d'autres domaines des médicaments efficaces quand ils sont bien utilisés), on sait aujourd'hui que le responsable principal de l'excès pondéral reste l'ALIMENTATION ! Le gros mange TROP, trop non en valeur absolue puisque chacun a vu des personnes minces ou maigres manger beaucoup plus, mais en valeur relative, relative aux besoins personnels. L'équilibre du poids étant l'équilibre entre les entrées et les sorties, on considère que certaines personnes ont des sorties faibles. Pour vivre, au sens premier du terme, pour que notre corps tout entier fonctionne, il nous faut une certaine énergie de base (appelé métabolisme de base). Plus le métabolisme est bas, moins il faudra d'apports puisque le supplément sera rapidement stocké par l'organisme en réserves de graisse.

Cette explication reste incomplète puisqu'à cette énergie vitale s'ajouteront les différentes dépenses musculaires, variables, au cours de la journée. C'est pourtant l'explication de la différence devant l'assiette.

Ce terme « trop » se nuance toutefois en différents comportements alimentaires que l'on groupe en trois types :

- L'alimentation globalement trop importante : ce comportement plutôt masculin inclut un large choix d'aliments consommés en trop grande quantité. C'est vraisemblablement le plus facile à traiter, car il suffira de réduire les quantités en conservant cependant une gamme large d'aliments.

- L'alimentation dite orientée : c'est le cas des individus, le plus souvent de femmes qui ont une alimentation globalement, si l'on regarde le total des calories, acceptable mais avec une trop grande quantité de graisses ou de sucres. Nous traiterons dans le chapitre de l'équilibre alimentaire l'importance du respect des différents groupes de graisses ou de sucre. Ce comportement est plus difficile à traiter compte tenu des goûts marqués pour certains aliments.

- L'alimentation dite « anarchique » : il s'agit d'un comportement, le plus souvent féminin également, qui fait alterner les périodes de famine et des périodes incontrôlées de boulimie. Ces individus qui décident soudainement de perdre du poids se soumettent à des régimes plus que stricts qui rapidement s'avèrent insoutenables, pour manger ensuite de façon très fantaisiste. Il est évident qu'un tel comportement crée un réel déséquilibre pour l'organisme qui n'a plus de points de repère, ce qui rendra plus difficile la période de stabilisation ! C'est le comportement le plus difficile à traiter, car ces femmes veulent un résultat rapide, mais ont par ailleurs beaucoup de mal à contrôler leur boulimie.

La boulimie étant un réel élan de refuge et de compensation, c'est l'individu lui-même qui calmera ces pulsions, sans possibilité aucune de lui donner de l'extérieur une ligne de conduite. Cette boulimie a suscité de nombreux écrits, mais ne retrouvons-nous pas le même comportement dans le tabagisme ou l'alcoolisme ? On a même qualifié cette attitude de « suicide lent », l'individu étant conscient de se détruire mais continuant à le faire. Il apparaît par expérience professionnelle que la solution et donc la « guérison » sont trouvées lorsque l'individu comprend qu'en se réfugiant ainsi il aggrave plus qu'il ne solutionne les raisons premières.

QUELS SONT LES RISQUES ENCOURUS ?

Les risques sont nombreux, à différents niveaux. Les connaître peut permettre de trouver la stimulation nécessaire.

La surchage pondérale conduit à :

- Une mauvaise entente avec son corps par la modification de la silhouette. Cette image de soi, que l'on ne peut dissimuler, peut conduire à un certain malaise psychologique et à des relations affectives, sociales ou professionnelles parfois perturbées.

La démarche de la perte de poids devient alors synonyme de « re-connaissance » de son corps. Il semble, de par l'expérience professionnelle, que bon nombre de personnes aient tout à fait changé leur comportement devant la vie après une perte de poids qui leur a proposé une nouvelle image d'eux-mêmes.

Encore faut-il que cette perte de poids ait été décidée par l'individu lui-même. Dans ce cas, l'individu peut retrouver une assurance perdue. A l'inverse, si la perte de poids a été dictée par un tiers, elle peut être très mal vécue par l'individu qui s'empressera de reprendre les kilos perdus.

- Un certain mal-être physique, de par la fatigue, la gêne dans les mouvements ou l'essoufflement toujours observés. Il est prouvé que l'organisme ressent la surcharge pondérale tout à fait comme le fait de porter ce même poids : un individu ayant une surcharge pondérale de cinq kilos (ce qui pourtant en soi n'est pas énorme) inflige à son corps la même fatigue que s'il portait, tout au long de la journée, un poids de cinq kilos.

La perception est différente, car la répartition de cette surcharge atténue l'effet (alors qu'un poids se porte à bout de bras) d'une part, et d'autre part l'augmentation est progressive, alors qu'elle est brutale quand on porte quelque chose, mais le résultat est le même.

- Différentes maladies consécutives :

Bien que toutes ces maladies puissent se rencontrer indépendamment d'une surcharge pondérale, il existe souvent une corrélation.

On peut observer les maladies métaboliques, les maladies cardio-vasculaires, les maladies articulaires. Nous n'entrerons pas dans les détails physiologiques et pathologiques de ces maladies, mais nous montrerons la relation de cause à effet entre l'excès de poids et la maladie.

LES MALADIES METABOLIQUES

Le diabète

L'équilibre glycémique qui maintient le taux de sucre dans notre organisme à 1 gramme de sucre par litre de sang est maintenu par le pancréas qui sécrète une hormone : l'insuline. Lorsque nous consommons un aliment contenant des glucides (ou hydrates de carbone ou sucre) notre glycémie augmente et dès lors, l'insuline intervient pour prendre en charge ce « sucre » supplémentaire, afin de le répartir dans l'organisme pour rétablir un taux (la glycémie) normal.

Quand il y a surcharge pondérale, la graisse crée un écran, une résistance au travail de l'insuline. On observe alors une glycémie irrégulière, déséquilibrée, et l'on parle de diabète gras. Cette forme de diabète, contrairement au diabète maigre (ou insulino-dépendant) n'est pas dû à un manque d'insuline, mais seulement au phénomène écran de la graisse.

Il est aisé de comprendre donc que l'amaigrissement permettra de réduire cette résistance, donc de retrouver un équilibre glycémique acceptable, cependant toujours tributaire d'une éventuelle reprise de poids.

En effet, dès qu'il y aura reprise de poids, la glycémie sera à nouveau élevée. Il faut savoir qu'un diabète gras mal traité, voire ignoré, peut évoluer vers un diabète insulino-dépendant, dont le traitement est alors beaucoup plus contraignant, et le pronostic plus sérieux.

La goutte

La goutte est une des manifestations de l'hyperuricémie (taux d'acide urique trop important). Lorsque l'acide urique se trouve en quantité trop importante dans le sang (alors que normalement cet acide urique, déchet de l'utilisation des protéines alimentaires, est excrété en majeure partie dans les urines) il peut cristalliser, et ces cristaux qui se localisent dans les articulations (souvent celle du gros orteil) créent une inflammation. On parle alors de goutte. Là aussi, outre l'influence des facteurs alimentaires (on retrouve toujours une grande consommation de graisses et de protéines), on peut considérer que l'excès de poids entrave l'élimination urinaire et favorise le stockage sanguin. Une correction alimentaire adéquate, et la perte de poids permettront d'éviter les récidives qui pourraient conduire à une goutte chronique et parfois à des déformations articulaires. L'atout principal dans ce cas est l'eau.

Boire beaucoup permettra d'augmenter la diurèse, et donc de faciliter l'élimination. La goutte est la maladie d'origine alimentaire par excellence, puisqu'elle a totalement disparu pendant les 2 guerres mondiales. On peut observer des crises de goutte pendant un amaigrissement, la cause est alors un régime trop strict qui provoque la consommation par l'organisme de ses propres protéines, mais cela n'est que passager.

L'hypercholesterolémie

Bon nombre d'obèses souffrent d'hypercholesterolémie, synonyme d'excès de cholesterol sanguin. Le cholesterol est une substance indispensable à la vie, et plus spécialement au bon fonctionnement du cerveau. Comme toute substance indispensable, il est maintenu à un taux normal par un mécanisme d'équilibre, mais la surcharge pondérale va gêner le mécanisme régulateur.

L'hypercholestérolémie ne s'accompagne pas de symptômes particulièrement gênants, mais elle est redoutable à long terme. Effectivement le cholestérol, de nature graisseuse, risque de former des dépôts dans les artères, rétrécissant alors le diamètre de celles-ci. Si ces dépôts obstruent le passage du sang, il peut se produire des accidents cardiaques ou cérébraux.

L'amaigrissement et les corrections diététiques vont permettre de rétablir une cholesterolémie normale.

LES MALADIES CARDIO-VASCULAIRES

L'hypertension artérielle

Le cœur, pompe vitale, propulse le sang avec une certaine force, nommée tension artérielle. Il arrive que cette pression soit trop forte, créant alors un traumatisme des artères. Souvent, l'hypertension est associée à une surcharge pondérale.

Celle-ci crée, en effet, l'augmentation du réseau sanguin à alimenter (le tissu adipeux ou graisse étant richement vascularisé), et une résistance à la dilatation des artères.

Cette hypertension est à l'origine de :

- la fatigue cardiaque,

- la fatigue pulmonaire, due à l'essoufflement.

L'hypertension artérielle peut également conduire à des accidents cardio-vasculaires et cérébraux. Il ne faut donc pas négliger cette anomalie. La perte de poids permettra de retrouver une tension artérielle satisfaisante.

LES MALADIES ARTICULAIRES

Les maladies articulaires sont très souvent associées à la surcharge pondérale. En effet, le poids du corps qui repose sur les articulations va écraser celles-ci, entraînant lésions, douleurs et gêne (parfois impossibilité) pour la marche. Bien que les lésions déjà créées restent irréversibles, la perte de poids permettra de soulager l'articulation. Dans les cas d'arthrose, l'amaigrissement est souvent la recommandation première.

LE RISQUE DES INTERVENTIONS CHIRURGICALES

Les sutures tiennent mal dans un tissu envahi par la graisse, celui-ci n'ayant aucune tonicité. A cela s'il s'ajoute une fatigue cardiaque, les risques opératoires sont accrus. Ainsi, avant une intervention chirurgicale, on recommande aux sujets une perte de poids qui améliorera les suites opératoires.

Voici brièvement ce que peut engendrer une surcharge pondérale. Dans ce chapitre, le but n'était pas de détailler ces maladies mais de montrer leur fondamentale relation avec le poids.

Il est à noter que l'existence et la gravité de ces troubles ne sont pas proportionnelles au nombre de kilos supplémentaires, mais relatifs à la fragilité de l'organisme.

COMMENT MAIGRIR ?

Il y a plusieurs façons de maigrir. Chaque année, et plus particulièrement au printemps, nous observons une prolifération des nouvelles méthodes (souvent déjà connues mais remaniées), chacune se prétendant plus efficace que les autres.

Le marché de l'amaigrissement est inépuisable. Beaucoup d'individus y ont vu l'occasion de se faire un nom ou un revenu et il est déplorable de constater combien les conseils donnés sont erronés. S'ils sont stupides, ce n'est pas grave. Mais il arrive qu'ils soient dangereux ! Il faut donc se méfier des régimes à sensation qui proposent des amaigrissements spectaculaires en peu de temps.

En tête de liste de l'efficacité et de la durabilité, il y a, indiscutablement la méthode de l'EQUILIBRE ALIMENTAIRE.

Il y a plusieurs années, on faisait de la diététique une mathématique alimentaire, avec additions et soustractions, ou seul le total calorique importait.

Il apparaît aujourd'hui que ce nombre reste une indication incertaine, fastidieuse, et pas forcément efficace.

Effectivement, on peut fort bien totaliser un nombre de calories acceptable avec cependant un excès de graisses ou de sucres.

L'exemple qui suit montre le défaut d'une alimentation dite orientée.

Admettons que l'individu consomme dans la journée uniquement :

- une tartelette aux fruits : 400 Cal.	40 g. de glucides
- 1/2 tablette de chocolat : 300 Cal.	30 g.
- 3 morceaux de sucre : 60 Cal.	15 g.
- 100 g. de pain : 250 Cal.	50 g.
Total : 1 010 Cal.	135 g.

L'individu ne consomme que 1 010 calories, total faible, mais consomme un excès de sucre qui se transformera en graisses. La perte de poids sera impossible, bien que le total calorique soit faible.

Le besoin journalier en sucres est d'environ 60 g. L'individu, dont l'alimentation paraît pourtant très réduite, fournit 2 fois trop de sucre à son organisme.

Il faut donc tenir compte de cette notion d'équilibre pour obtenir un résultat. Pour établir cet équilibre, il faut comprendre le fonctionnement de notre corps. Celui-ci, pour fonctionner correctement, a besoin de certains éléments indispensables, d'autres sont superflus et ce sont eux qui, une fois supprimés, permettront la perte de poids. Plus tard, contrôlés, ils permettront le maintien, ou STABILISATION.

La large diffusion des notions diététiques ne précise pas toujours les termes employés de protides, lipides, glucides, sels minéraux et vitamines. Pour mieux les situer, voici la définition de ces termes, et un tableau situant la place des différents aliments, et le profil de l'équilibre.

Les protides (ou protéines)

Les protides sont les éléments bâtisseurs de notre corps, puisqu'ils interviennent dans la fabrication des nouvelles cellules. On les appelle les briques de l'organisme. Toutefois il faut en modérer l'ingestion quotidienne sous peine de fatiguer le rein par une élimination trop importante.

Les glucides

On les appelle aussi sucres ou hydrates de carbone : ces éléments, indispensables au travail musculaire et au travail de nos cellules nerveuses, sont, quand l'apport dépasse le besoin, stockés sous forme de graisses.

Les lipides

Ce sont les graisses. Notre organisme les utilise pour lutter contre le froid et pour l'effort musculaire. Ils sont directement stockés quand la consommation est trop importante.

On rencontre dans les aliments différentes associations de ces 3 nutriments essentiels.
Ces nutriments ont à la fois un rôle différent et un apport énergétique différent :

1 g. de protides = 4 calories,
1 g. de glucides = 4 calories,
1 g. de lipides = 9 calories.

C'est ainsi que l'on calcule l'apport en calories d'un aliment.

Exemple : Lait entier de vache :

Composition pour 100 g. : 3,5 g. de protides = 14 Cal.
3,5 g. de lipides = 31,5 Cal.
5 g. de glucides = 20 Cal.
Total = 65 calories.

Les sels minéraux

Ils sont acaloriques (sans calories), mais ont un rôle primordial pour le bon fonctionnement de l'organisme. Les principaux sont le calcium, le fer, le potassium, le magnésium, le phosphore, le sodium.

Nous récapitulerons dans un tableau les rôles et sources de chacun.

Les vitamines

Du mot « Vie » ces éléments sont également indispensables en quantité infime.

Chaque vitamine a un rôle précis que nous détaillerons, avec leurs sources, dans un tableau.

Maigrir va consister à bien respecter les besoins de l'organisme. Avec une alimentation équilibrée on pourra perdre du poids en maintenant un bon état général.

Pour mieux préciser ces notions d'équilibre et de compensations alimentaires, voici un tableau qui récapitule les composants et rôles des aliments.

Nous récapitulerons les aliments par groupes.

Figurent dans un même groupe les aliments de composition identique.

CONNAITRE LES ALIMENTS

Aliments	Composants essentiels	Rôles
- Lait - Fromages - Yaourts	- Calcium (1)	(1) Constituant essentiel des os. Participe à la contraction musculaire.
- Fromages blancs	- Protéines (2) - Lipides *a - Glucides *b	(2) Indispensables à l'entretien de la masse musculaire. Permettent également la fabrication de nouvelles cellules.
	- Vitamines A (3)	(3) Intervient dans l'adaptation visuelle et dans l'entretien de la peau.
	et D (4)	(4) Permet de fixer le calcium.

*a : les lipides (ou graisses) ne sont pas obligatoirement présents et vont représenter, dans le cadre du régime amaigrissant, des différences importantes :

→ le lait : que le lait soit entier, 1/2 écrémé ou totalement écrémé, les composants cités sont toujours présents, seul le taux de graisses varie :

le lait écrémé est donc un atout indispensable puisqu'il apporte tous les avantages des composants indispensables sans l'inconvénient des graisses.

→ les fromages : ils sont très riches en graisses, ce qui explique qu'on les supprime ou qu'on les contrôle sévèrement dans l'amaigrissement.

En effet, en moyenne, les fromages représentent un apport de 30 % de matières grasses, soit :

- 100 g. de fromage apportent autant de graisses que 300 g. de viande,

- 30 g. de fromage, soit le volume d'une petite boîte d'allumettes, représentent le même apport de graisses que 100 g. de viande !

Ainsi la moindre quantité de fromage dans l'alimentation va augmenter de façon non négligeable l'apport en graisses.

→ les fromages blancs : contrairement aux fromages, les fromages blancs représentent un apport en graisses minime. Le fromage blanc à 0 % de matière grasse ne s'impose pas obligatoirement. En effet, le pourcentage de graisses ne se réfère pas au poids total du fromage, mais au poids de matières sèches (qui représente 10 % du poids total).

Exemple : 1 fromage blanc de 100 g. à 10 % M.G., le poids de matières sèches est de 10 g. Donc l'apport de graisses est en fait 10 % de 10 g. soit 1 g. de graisses !

Il apparaît qu'on puisse donc consommer un fromage blanc à 20 % de matières grasses sans entraver la perte de poids.

*b : les glucides : ils ne sont pas présents dans les 3 types d'aliments.

→ le lait : il y a 5 % de sucre dans le lait, soit l'équivalent d'1 morceau de sucre pour 1 verre à moutarde de lait, que le lait soit entier, 1/2 écrémé ou totalement écrémé, il faudra donc limiter la quantité à 1/2 litre par jour.

→ fromages : ne contiennent pas de glucides.

→ yaourts et fromages blancs : les fromages blancs ne contiennent pas de glucides. Dans les yaourts, le taux varie selon qu'il s'agit de yaourt aux fruits, yaourt sucré aromatisé ou yaourt nature.

Même si le yaourt est nature, il faut considérer qu'il y a 5 % de sucre, soit la valeur d'1 morceau de sucre par yaourt, ceci tenant à la fabrication (on ajoute du lait écrémé en poudre).

Toutefois le yaourt nature reste l'un des rares aliments que l'on peut manger librement en cas de faim.

En bref, cette catégorie d'aliments est indispensable chaque jour pour couvrir le besoin en calcium. Les protéines et vitamines A et D se trouvent dans d'autres aliments, mais le calcium se trouve essentiellement dans le lait, les laitages et les fromages. Même si le régime est très restrictif, en aucun cas on ne supprimera cette catégorie.

Aliments	Composants essentiels	Rôles
- Viandes - Poissons - Oeufs	- Protéines (1)	(1) Entretien de la masse musculaire et fabrication des cellules.
	- Lipides (2)	(2) Permettent de lutter contre le froid. Participe à l'effort musculaire en assurant la résistance.

Remarques :

- La viande a le même apport, qu'elle soit rouge ou blanche. Le taux de protéines reste sensiblement le même, seul le taux de graisses varie, ce qui explique la différence en calories. On peut donc manger indifféremment l'une ou l'autre.

- Les abats, contrairement à une idée reçue, ne sont pas plus riches en graisses ou en calories. Ils le sont souvent moins que les viandes. Cependant, ils contiennent une quantité importante d'acide urique, ce qui les rend indésirables dans le régime hypocalorique, compte tenu du facteur de risque non négligeable que représente l'obésité dans le problème de la goutte (puisque la goutte est liée à la consommation d'acide urique).

- Les charcuteries (exception faite pour le jambon) sont interdites, de par leur important apport de graisses pour un faible apport de protéines. Elles doivent être supprimées.

- Les poissons sont aussi riches en protéines que les viandes. Leur texture, qui est plus souple, rend leur temps de digestion par l'estomac, plus bref. Il est vrai pour cette raison, que la sensation de faim revient plus rapidement après l'ingestion de poisson qu'après l'ingestion de viande. C'est ce qui explique que longtemps on les ait crus moins nourrissants. Il n'en est rien.

Il est à noter que le terme de poisson gras est exagéré puisque même les poissons gras sont moins gras que les viandes grasses. Le poisson est donc un aliment de choix dans le régime hypocalorique. Il contient de plus un élément, le phosphore, efficace pour la mémoire.

- Les œufs : Ils jouissent d'une mauvaise réputation. On les soupçonne de perturber le foie et de faire augmenter le taux de cholestérol sanguin.

En fait, le foie n'est pas perturbé par l'œuf mais par l'association du jaune d'œuf et des graisses cuites. On relève très peu d'intolérances à l'œuf lorsque les graisses sont supprimées.

Le taux de cholestérol sanguin est lui aussi beaucoup plus sensible aux graisses cuites qu'au cholestérol contenu, il est vrai, dans le jaune d'œuf.

Les œufs peuvent donc être consommés en quantité libre :

. s'ils ne s'ajoutent pas à la viande mais la remplacent,

. s'ils sont cuisinés sans graisses.

On peut remplacer 100 g. de viande par 2 œufs entiers. Dans le régime amaigrissant, l'œuf représente un aliment de composition utile, de prix de revient avantageux. Il permettra de varier les menus en équilibrant le budget alimentaire.

100 g. de viande = 120 g. de poisson gras,
150 g. de poisson maigre,
2 œufs.

Cette catégorie étant la source principale de protéines, il faudra veiller chaque jour à inclure à chaque repas viande, poisson ou œuf, en évitant la répétition sur une même journée.

Aliments	Composants essentiels	Rôles
- Légumes - Fruits	- Vitamine C	- Augmente les défenses de l'organisme. Stimule. Permet de mieux fixer le fer.
	- Sels minéraux	- Participent au fonctionnement de l'organisme et entretiennent l'état général.
	- Cellulose	- Non digestible par les parois intestinales, augmente le volume du bol intestinal et permet donc de lutter contre la constipation.
	- Glucides	- Eléments indispensables au fonctionnement des muscles et du système nerveux.

Remarques :

- La composition des légumes est la même que le légume soit frais, en conserve au naturel, ou surgelé.

Les légumes, qui ne contiennent que 5 % de sucre peuvent être consommés en quantité illimitée s'ils sont cuisinés sainement (voir recettes).

De plus, de par la cellulose, ils permettent de lutter contre la constipation, mal d'époque, de sédentarité, associée souvent au régime hypocalorique.

Pratiquement, on pourra utiliser les légumes surgelés ou en conserves, qui ont la même valeur vitaminique.

- Les fruits sont riches en vitamine C, ils permettent donc de pallier la fatigue souvent observée.

Toutefois, leur apport en sucre (moyenne 12 %) n'est pas négligeable et impose que l'on limite la quantité journalière à 400 g. environ (2 à 3 fruits moyens).

La banane, les figues et le raisin sont à exclure, car ils ont un pourcentage de sucre de 21 %.

Dans beaucoup d'esprits la pomme reste le fruit miracle pour la perte de poids, mais cela n'est pas fondé.

Une pomme moyenne pèse 150 g. environ, ce qui représente 18 g. de sucre, soit l'équivalent de presque 4 morceaux de sucre. Si chaque fringale se calme par l'ingestion d'une pomme, cela se solde par une absorption de sucre trop importante en fin de journée.

Il est donc prudent de limiter les fruits et de plus, de bien les placer dans la journée. Il est préférable de les consommer le matin, au déjeuner ou l'après-midi, plutôt qu'au dîner. En effet, à cet apport de sucre, aucune dépense ne fait suite pendant le sommeil. Il y a donc stockage.

Les fruits et les légumes doivent être consommées chaque jour pour couvrir essentiellement les besoins vitaminiques et glucidiques.

Aliments	Composants essentiels : Glucides	Rôles
- Pain	55 %	→ fonctionnement du système musculaire.
- Biscottes	75 %	
- Riz, pâtes, semoule, farine maïzena, couscous, tapioca	75 %	→ fonctionnement du système nerveux.
- Légumes secs (pois chiches, lentilles, haricots blancs...)	60 %	
- Pommes de terre, petits pois	20 %	
- Fruits secs (dates, figues, abricots)	70 %	
- Miel, confiture, sucre, chocolat, pâtisseries, confiseries...	70 à 100 %	
- Boissons sucrées du commerce		

Remarques :

- Le pain : il contient 55 % de glucides, qu'il soit blanc, complet ou au seigle.

La polémique sur le pain est sans cesse renouvelée.

Le pain doit faire partie de l'alimentation parce qu'il représente un apport protidique non négligeable, mais en quantité contrôlée à cause de son apport glucidique. Il est préférable de le consommer au petit déjeuner, car il libère alors des glucides lentement et assure ainsi l'approvisionnement régulier de l'organisme pendant la matinée.

Le pain complet est souvent prôné parce que fabriqué à partir d'une céréale complète. En effet, le grain de blé n'est pas débarrassé de son enveloppe. S'il est vrai que cette enveloppe est riche en vitamines (groupe B), il est à considérer qu'elle contient également un élément, l'acide phytique, qui empêche l'absorption du calcium. Ainsi associer le pain complet au lait ou au fromage revient à annuler l'apport calcique de ces derniers, ce qui est regrettable surtout chez l'enfant.

S'il est vrai aussi que le pain complet, riche en particules résiduelles, combat la constipation, il faut craindre une consommation importante et prolongée, susceptible d'agresser les parois intestinales.

Il est conseillé de limiter la quantité de pain de 30 à 50 g. par jour.

- Les biscottes : 75 % de glucides, donc plus riches que le pain, ce qui se traduit par une différence en calories (250 calories pour 100 g. de pain / 350 calories pour 100 g. de biscottes).

Le seul élément qui puisse permettre de préférer les biscottes au pain, est que, prétranchées, on en contrôle plus facilement la quantité. Le caractère désodé (sans sel) de certaines biscottes ne revêt aucun intérêt pour la perte de poids contrairement à ce que beaucoup croient.

- Le riz, les pâtes : ils représentent un apport glucidique (75 %) et calorique important (environ 350 cal./100 g.), ils doivent donc être supprimés de l'alimentation pendant la période d'amaigrissement pour être ensuite réintroduits pendant la stabilisation (voir chapitre Stabilisation).

De plus ces aliments ne sont pas consommés seuls. Ils sont accompagnés de beurre, fromage, sauce ou autres aliments, et représentent alors des préparations de haute valeur énergétique.

La parallèle entre le riz blanc et le riz complet est le même qu'entre le pain blanc et le pain complet. L'apport glucidique est le même, la différence n'étant que la conservation ou la suppression de l'enveloppe.

- Les légumes secs : ils sont à bannir durant la période d'amaigrissement. Il faut noter pourtant qu'ils contiennent un élément intéressant : le potassium. Celui-ci intervient dans les contractions musculaires. Un manque de potassium pouvant provoquer des crampes, les légumes secs peuvent être conseillés une fois par semaine à des sujets âgés, même en période d'amaigrissement.

- La pomme de terre : à 20 % de glucides, elle est moins riche que les aliments précités. Pourtant il faut rappeler que les légumes contiennent 5 % de glucides, soit 4 fois moins !

Bien qu'une pomme de terre de 100 g. ne représente que 90 calories, elle apporte la valeur de 4 morceaux de sucre. De ce fait elle ne peut faire partie des aliments autorisés. On pourra la consommer en faisant intervenir le système des compensations dont on parlera dans un chapitre particulier.

Il en est de même pour les petits pois.

- Les fruits secs : beaucoup trop riches en sucres (70 %) il faut totalement les supprimer, sauf en cas d'exercice physique important (voir chapitre Poids et exercice physique).

- Miel, sucre, confiseries, pâtisseries, chocolat : ils apportent une forte quantité de sucre qui se transforme facilement en graisses. En effet, contrairement au pain ou aux céréales qui fournissent des sucres lents, il s'agit là de sucres rapides. Ces sucres, qui augmentent brutalement la glycémie (taux de sucre dans le sang), provoquent une décharge soudaine d'insuline, induisant un nouvel appel de sucre. Ce processus physiologique explique la phrase populaire « le sucre appelle le sucre ».

Il faut impérativement supprimer ces aliments qui n'ont aucun intérêt et qui gêneraient la perte de poids.

- Les boissons sucrées du commerce ne désaltèrent pas et provoquent un fort apport glucidique et énergétique. Elles font partie des aliments interdits car elles favorisent la fabrication de graisses.

Aliments	**Composants essentiels : Lipides**	**Rôles**
- Beurre - Crème - Saindoux - Huiles - Margarine		- Luttent contre le froid. - Participent à l'effort musculaire. - Fort pouvoir énergétique.

Remarques :

→ Les lipides peuvent être comparées à des chaînes faites de maillons. Ces maillons sont les acides gras.

Il existe dans la nature deux sortes d'acides gras : les acides gras saturés et les acides gras insaturés. Cette différence est fondamentale pour les répercussions que peuvent avoir ces deux types d'acides gras sur l'état du système artériel.

En effet, les acides gras saturés provoquent la formation de dépôts graisseux sur les parois artérielles, et l'augmentation du taux de cholestérol sanguin. Les acides gras polyinsaturés, eux, n'ont aucune répercusion sur le système artériel.

Cette différence est à considérer chez le sujet souffrant d'un excès pondéral, déjà prédisposé aux problèmes artériels.

Les acides gras saturés sont les composants essentiels des graisses d'origine animale : beurre, saindoux, crème.

Les acides gras polyinsaturés sont les composants essentiels des graisses végétales : huiles et margarines.

- Le beurre : Riche en acides gras saturés et en cholestérol, il doit être sévèrement contrôlé dans le régime hypocalorique ; toutefois, il ne doit pas être totalement supprimé. En effet, il contient un taux important de vitamines A et D. Il faut donc consommer un minimum de 10 g. de beurre cru par jour pour couvrir le besoin vitaminique.

On trouve dans le commerce des mi-beurres, produits à base de beurre. Ces mi-beurres peuvent être utilisés dans le régime hypocalorique, l'apport vitaminique restant satisfaisant.

- Le saindoux : d'origine animale, essentiellement composé d'acides gras saturés, il doit être supprimé de l'alimentation parce que inintéressant.

- La crème fraîche : elle est caloriquement inférieure au beurre, mais sans intérêt vitaminique. Elle peut éventuellement être utilisée avec grande réserve dans la cuisine.

On trouve dans le commerce des crèmes fraîches à teneur en graisses réduites que l'on peut utiliser.

- Les huiles : d'origine végétale, elles sont riches en acides gras polyinsaturés. Certaines le sont tout particulièrement, telles les huiles de maïs, pépins de raisin et tournesol. Ces huiles ont exactement le même apport calorique, soit 900 calories aux 100 g. (ce qui représente 100 calories par cuillerée à soupe). Il y a souvent confusion dans la compréhension de cette notion. Bon nombre de personnes pensent que l'huile de tournesol est moins riche parce que plus « légère ». Il n'en est rien. Elle est certes plus indiquée pour conserver le bon état de nos artères, mais reste aussi énergétique que les autres.

Autre précision importante, plus une huile est riche en acides gras insaturés, moins elle supporte la cuisson. Lorsque l'on chauffe une huile riche en acides polyinsaturés, ceux-ci se saturent, l'avantage en est donc supprimé. Pour la cuisson on utilisera l'huile d'arachide, et en utilisations crues, l'huile de tournesol ou maïs.

Bien que légèrement moins riches en acides gras insaturés que les huiles de soja et de colza, les huiles de tournesol, maïs et pépins de raisin restent préférables, car elles contiennent de plus des acides gras essentiels et indispensables dont notre organisme ne peut faire la synthèse.

L'huile d'olive quant à elle, stimule le fonctionnement de la vésicule biliaire mais est moins riche en acides gras essentiels.

Remarque : L'huile de paraffine d'origine minérale, ne peut être ni absorbée, ni métabolisée par notre organisme. De ce fait, elle est directement évacuée, donc acalorique. Il faut toutefois éviter une utilisation importante et surtout régulière, car l'huile de paraffine :

. provoque une irritation des parois intestinales,

. peut induire une constipation réactionnelle (par ses effets laxatifs),

. entrave l'absorption minérale et vitaminique, en particulier pour les vitamines A et D.

Les margarines sont spontanément, largement utilisées dans les régimes hypocaloriques, ce qui n'est nullement justifié puisque les margarines ont le même pouvoir énergétique que le beurre.

L'avantage que peut avoir une margarine sur le beurre, c'est qu'elle est plus riche en acides gras insaturés que celui-ci. Ce n'est pas le cas de toutes les margarines. Il faudrait connaître la liste des acides gras insaturés et s'attarder sur la composition d'une margarine pour la choisir judicieusement mais ce n'est pas nécessaire. En effet la texture d'une margarine reflète le taux d'acides insaturés, plus une margarine est molle au réfrigérateur, plus elle est riche en acides gras insaturés.

En bref il faut, chaque jour, un apport de matières grasses, en utilisant :

- le beurre cru,
- l'huile ou la margarine crues également.

COMMENT UTILISER CES ALIMENTS ?

Le tableau récapitulatif démontre que connaître la valeur calorique des aliments ne suffit pas pour équilibrer son alimentation. Pour répondre aux besoins de l'organisme il faudra consommer chaque jour :

- Viande (100 g.) ou poisson (120 g. à 150 g.) ou œufs (2)	2 fois par jour.

- Légumes (à volonté)	2 fois par jour.
- Fruits (1 fruit = 150 g. environ)	2 à 3 fois par jour.
- Lait (écrémé ou 1/2 écrémé)	300 à 500 g. par jour.
- Yaourts ou fromage blanc	à volonté si 0 % M.G.
- Beurre	10 g. par jour.
- Huile	1 cuillerée à soupe par jour.
- Pain	30 à 50 g. par jour.

Il est difficile de prescrire un régime standard. En effet, d'un individu à l'autre, les besoins diffèrent beaucoup selon le sexe, l'âge, l'activité.

C'est à chacun de corriger ses erreurs et d'éviter essentiellement l'excès dans une même catégorie.

Exemples d'erreurs :

1) - sandwich jambon → glucides ++
- pâtisserie → glucides ++
- jus de fruit→ glucides ++

Ce type de repas est fréquemment pris au déjeuner par des gens pressés. Nous avons là l'exemple d'un excès glucidique.

Pour corriger cela, on peut :
- maintenir le sandwich,
- consommer yaourts ou fromage blanc,
- eau.

2) - viande froide → lipides
- œuf dur → lipides
- fromage → lipides

C'est aussi le type de repas souvent pris par les personnes qui ne cuisinent pas. Il y a là un excès de lipides.

On peut le corriger ainsi :

- viande		- légumes		- œuf
- légumes crus ou cuits	ou	- fromage	ou	- fromage
		- yaourt		- légume
- yaourt				

Il est important de partir de l'alimentation habituelle et d'en corriger les erreurs. L'adaptation sera personnalisée. Il existe cependant des **conditions générales à respecter**.

10 REGLES A RESPECTER

REPARTITON

Il faut savoir répartir en 3 repas.

Si le petit déjeuner est inexistant (ou presque), l'organisme travaille à vide. Il s'ensuit alors une fatigue certaine et une compensation réactionnelle lors des autres repas.

Il est indispensable d'absorber au petit déjeuner :
- pain (glucides),
- lait ou yaourt ou fromage blanc (calcium),
- beurre (lipides).

On peut éventuellement y ajouter un fruit (vitamines).

GRIGNOTAGE

Il faut bannir le grignotage.

Grignoter ne satisfait que ponctuellement et fatigue l'organisme maintenu en phase de digestion. De plus les aliments grignotés généralement fournissent un nombre de calories important.

LA FAIM

En cas de faim on peut avoir recours aux yaourts nature et fromage blanc à 0 % ou 20 % de matières grasses, que l'on agrémente avec un édulcorant. On peut aussi consommer des légumes crus (mais cela n'est pas très agréable). Le verre d'eau peut aussi calmer la faim.

L'EQUILIBRE DU REPAS

Il est fondamental de consommer à chaque repas protides, lipides, glucides, vitamines et calcium.

C'est à cette condition que l'on pourra perdre du poids dans les meilleures conditions physiques et psychologiques.

On ne saurait trop insister sur l'importance de l'équilibre. Certains régimes se prétendant miracles proposent des repas totalement déséquilibrés qui créent des carences et donc un amaigrissement plus inquiétant que réjouissant. D'autre part, la méthode de l'équilibre qui propose une gamme relativement large d'aliments permet de mieux vivre, et surtout mieux s'alimenter au milieu des autres, alors qu'une alimentation sélective met plus facilement l'individu en dehors du cercle social ou familial, ce qui est regrettable puisque l'approche affective est fondamentale.

SAUTER UN REPAS

Sauter un repas est une grave erreur. L'organisme qui souffre de ce manque d'approvisionnement stockera davantage les éléments énergétiques lors du repas suivant.

Ainsi, beaucoup de gens ont pris du poids parce qu'ils ne se nourissaient qu'une fois par jour. Avec un tel rythme, le moindre écart est sanctionné par une reprise de poids. Il est très important de faire au moins 3 repas par jour.

L'EAU

Il faut consommer 1 litre 1/2 d'eau par jour pour accentuer l'amaigrissement.

La consommation régulière d'eau est indispensable pour différentes raisons :

Hydrater l'organisme

L'eau représente 60 % de notre poids total. Ainsi le corps d'une femme de 50 kg. est composé de 30 kg. d'eau. C'est un constituant essentiel et un besoin vital puisque, si l'on meurt de faim au bout de 30 jours, on meurt de soif au bout de 3 jours !

Drainer les déchets

Par la perte de poids, donc la combustion des graisses, d'une part, et la forte quantité de protéines ingérées d'autre part, un grand nombre de déchets est déversé dans le sang, que seule la prise d'eau pourra épurer.

- **Faciliter une perte en volume** : on constate que si le régime alimentaire est associé à une consommation importante d'eau, il se produit une perte de poids importante et une perte en centimètres stimulante.

La plupart des obèses sont soufflés, gonflés, parce qu'ils souffrent d'une forme de rétention d'eau. S'il n'y a pas de trouble physiologique, plus la rétention est importante, plus il faut la combattre par la prise d'eau. Bon nombre d'idées fausses circulent à ce sujet. Spontanément ou par habitude, certaines personnes limitent la consommation d'eau, voire la suppriment, pensant obtenir ainsi un amaigrissement. Par compensation réactionnelle l'organisme, qui redoute ce manque, va apprendre à économiser l'eau, la stockant de plus en plus. Il y a alors rétention d'eau. Logiquement, une prise d'eau importante va combattre le phénomène, libérant l'organisme de ce stress.

Quelle eau boire ?

Voici une question souvent formulée.

Il semble que, sauf problème d'hygiène, l'eau du robinet est la plus indiquée parce que mieux équilibrée, et moins onéreuse. Si l'eau du robinet n'est pas appréciée (par crainte ou par goût), on pourra consommer :

→ les eaux de source : librement parce qu'aussi équilibrées que l'eau du robinet,

→ les eaux minérales : avec prudence, car les eaux minérales, qui ont des dosages spécifiques, ont des actions physiologiques précises pas toujours indiquées à long terme. Si l'on opte pour les eaux minérales, il faut les varier régulièrement.

On évitera aussi les eaux gazeuses, qui, outre leur forte teneur en sel, favorisent la dilatation de l'estomac et sont donc à l'encontre du but recherché (le but étant de « rétrécir » l'estomac pour limiter l'appétit).

Quand boire ?

Nombreuses ont été les versions sur le fait de boire à tel ou tel moment de la journée.

Boire pendant le repas ne fait ni maigrir, ni grossir. La seule conséquence est que l'eau ingérée en mangeant, dilue le bol gastrique et accélère la vidange de l'estomac, donc le retour de la sensation de faim. Il est préférable pour cette raison de boire plutôt entre les repas. En fin de soirée, la prise d'eau est fortement recommandée puisque pendant le sommeil, la position allongée favorise la diurèse.

Favoriser le transit intestinal

95 % des femmes ne consomment pratiquement pas d'eau et la plupart d'entre elles sont constipées. Lors du Congrès de Diététique en 1982, il avait été déclaré que la constipation se traitait d'abord par une consommation d'eau suffisante. En effet, l'eau absorbée augmente le bol intestinal, et celui-ci, par réflexe contact, est plus facilement éliminé. Le traitement par

l'eau est certainement le plus efficace. De plus, il est inoffensif, alors que les laxatifs (dont la consommation est souvent abusive) ne le sont pas.

Hydrater les tissus et en limiter l'affaissement fréquent

Effectivement, si les tissus ne sont pas hydratés, ils perdent leur élasticité. L'amaigrissement provoque alors le phénomène de « la peau en trop ». Boire beaucoup va permettre de maintenir une silhouette esthétique. (Il est important de remarquer que l'on parle d'un litre à 1 litre 1/2 d'eau. Café, thé, infusions ne sont pas inclus dans cette quantité.)

LE SEL

Il ne faut pas supprimer abusivement le sel.

En parallèle avec l'eau, le sel est généralement craint. S'il est vrai qu'il « fixe » l'eau, il reste néanmoins indispensable aux échanges d'eau de nos cellules.

Il ne doit être supprimé que sur avis médical, s'il y a un problème pathologique (on peut le supprimer dans les cas d'hypertension, maladies cardiaques ou rénales).

Pour la perte de poids simple il faut limiter le sel pour favoriser la diurèse et parce qu'il excite l'appétit, mais en aucun cas le supprimer, sous peine de provoquer des carences.

PRENDRE LE TEMPS DE MANGER

Même si la ration est peu importante, il est fondamental de macher correctement.

En effet, manger vite ne calme pas l'appétit, car la satiété ne survient que quelques minutes après le début du repas. Couper les aliments en petits morceaux, macher, et marquer une pause entre 2 bouchées, permet de calmer l'appétit. Cela est d'autant plus important si l'on prend son repas avec quelqu'un qui mange beaucoup (on évitera ainsi de se resservir).

SE DONNER LA PEINE DE CUISINER

Pour qu'un régime alimentaire soit poursuivi, il faut qu'il soit agréable. Le menu viande grillée, légumes bouillis ne satisfait pas longtemps le palais et de ce fait est rapidement abandonné.

Modifier son alimentation c'est aussi s'intéresser à une nouvelle façon de cuisiner (voir recettes).

On peut sans danger proposer cette alimentation au reste de la famille qui ne peut que bénéficier de ces mesures saines. On complètera ces préparations pour les enfants ou adultes sans problèmes de poids par :

- des céréales ou pommes de terre ou légumes secs,
- des fromages,
- des matières grasses crues de préférence.

On pourra ainsi conserver le plaisir de manger, car suivre un « régime » à contre cœur, c'est déjà le vouer à l'échec. Si l'on est convaincu des bienfaits de la diététique, on en fera une mesure familiale. Alors l'effort sera plus facile parce que partagé avec les autres, qui en bénéficieront.

APPRECIER LA NOUVELLE FAÇON DE SE NOURRIR

Décider de perdre du poids n'est pas qu'une action ponctuelle. C'est la détermination de changer profondément de corps et donc d'esprit.

Trop de personnes considèrent encore un tel régime comme une contrainte passagère. Sauf quelques cas exceptionnels, le problème de poids est à considérer toute sa vie.

Il faut donc l'envisager de façon positive et non punitive. Vu ainsi, il sera beaucoup plus facile à accepter. Il est paradoxal de constater combien de gens sont prêts à prendre à vie tel ou tel médicament alors que si peu acceptent quelques lois alimentaires de façon durable. Il est vrai que prendre un médicament est chose facile alors que se nourrir différemment requiert une certaine discipline personnelle...

Lorsque la discipline personnelle devient quotidienne et automatique, le but est atteint, il n'est plus question que de temps.

MAINTENIR LES RESULTATS OBTENUS

Lorsque l'on a enfin perdu les kilos indésirables, débute la seconde phase du programme : maintenir les résultat obtenus.

On constate qu'il y a beaucoup plus d'échecs dans la phase de stabilisation que dans la phase d'amaigrissement. Cela est humainement logique, car il est plus facile de respecter des interdictions que de petites permissions.

Pourtant il faut penser, toujours, que la stabilisation n'est pas une chimère. Elle est possible !

La phase de stabilisation va consister à introduire, progressivement et prudemment les aliments jusqu'alors interdits.

COMPRENDRE LE PROBLEME

Il est important, psychologiquement, de prendre un certain recul.

- En ne se pesant pas tous les jours :

La plupart des femmes se pèsent tous les jours. C'est une erreur, car il y a des variations pondérales d'un jour à l'autre (liées aussi au cycle hormonal), pas toujours gratifiantes. Se peser une fois par semaine, toujours au même moment de la journée, est largement suffisant pour se surveiller.

- En n'étant pas obnubilé par les calories :

Nous avons démontré auparavant qu'il est plus important de surveiller l'équilibre alimentaire que de compter les calories. Il sera donc plus efficace de compenser les erreurs (voir chapitre « Compensations ») que de s'alarmer devant un nombre de calories.

Il est triste de constater que le palais se transforme en machine à calculer trop souvent, donnant alors ce caractère austère et dépourvu de plaisir à tout repas.

- En ne pesant pas toujours tous les aliments :

Peser sans cesse ce que l'on mange donne à l'alimentation un caractère contraignant et sévère qui n'encourage nullement. Si peser s'avère nécessaire au début, il faut ensuite rapidement avoir le poids « dans l'œil ». Peu importe qu'il y ait une différence de 20 ou 30 grammes.

- En ne courant pas après le Poids idéal :

Cette notion de Poids idéal est beaucoup trop arbitraire. Il ne faut pas oublier que la plupart des tables qui proposent le Poids idéal en fonction de la taille tiennent peu ou pas compte des différents modules tels que le poids musculaire, ou le poids du squelette, ou la répartition de la graisse. On doit considérer ce poids idéal comme un indice mais en sachant l'adapter. Chacun de nous peut apprécier son poids idéal, poids où il se sent bien physiquement et moralement.

De plus, lorsque l'excès pondéral est important, il est fondamental de se stabiliser par paliers pour consolider les résultats déjà obtenus et accentuer la prochaine étape de perte de poids.

COMPRENDRE SON CORPS

Pendant l'amaigrissement, il existe deux étapes.

- La 1ere où brutalement l'alimentation est réduite. L'organisme réagit, surpris, et les premiers kilos sont perdus,
- La seconde, où l'organisme s'habitue aux nouvelles données. Il y a alors une sorte d'opposition où l'organisme réduit ses dépenses, et l'amaigrissement ralentit jusqu'à parfois se stabiliser. Il y a alors « plateau » dans la courbe de perte de poids.

Malgré cette étape qui n'est pas stimulante, il faut impérativement poursuivre les efforts et la perte de poids reprendra. Dans le cas contraire, tous les efforts fournis préalablement seraient annulés !

Ceci démontre que notre organisme est très attentif à ce qui lui est proposé et qu'il saura facilement stocker ce qui viendra en plus.

Il faudra donc être très prudent dans la réalimentation pour éviter toute reprise de poids. C'est là que se situe l'explication des échecs. Souvent l'individu qui a atteint son poids idéal recommence brutalement à s'alimenter de façon trop importante. C'est alors le cercle sans fin qui conduit à la lassitude et à l'abandon.

LA STABILISATION

C'est la réalimentation progressive. Dans la pratique il s'agit d'augmenter les quantités et de réintroduire certains aliments. Le plan qui est proposé ici n'est qu'un exemple, qui peut être adapté :

- augmenter la quantité de pain de 10 g. chaque jour pendant 5 jours,
- introduire 1 fruit de plus au bout d'une semaine.
- 5 jours plus tard augmenter la quantité de beurre de 10 g. (beurre cru),
- 1 semaine plus tard introduire 30 g. de fromage,
- 1 fois par semaine consommer 50 g. de riz ou de pâtes ou 1 pomme de terre.

Pendant cette phase d'augmentation, on restera vigilant en surveillant son poids. S'il y avait reprise de poids, il faudrait retarder dans la prochaine étape, et si la reprise de poids persistait, revenir à l'étape précédente.

C'est ainsi que peu à peu, on habitue l'organisme à une alimentation plus riche pour se stabiliser. La stabilisation est tout à fait possible si l'on reste confiant et discipliné.

A ce niveau il sera agréable d'apprécier la bonne table en mangeant normalement. Reste à comprendre la différence entre manger normalement et manger de façon fantaisiste.

LES COMPENSATIONS

Jusque-là, les conseils donnés peuvent sembler à certains difficiles à appliquer dans certaines circonstances. Il est vrai que pour des raisons familiales, sociales, ou professionnelles, il n'est pas toujours évident d'appliquer ces règles. Cela n'est pas grave si l'on apprend à **compenser les erreurs.**

LES ERREURS PONCTUELLES

Dans tous les cas il faut considérer « l'erreur » non pour son aspect calorique, mais pour son aspect qualitatif.

Les situations qui suivent ne sont que des exemples, mais elles démontrent le principe.

Si l'on consomme une pâtisserie

Une pâtisserie représente 500 calories, mais surtout un apport glucidique important ! Il faut donc compenser cela en supprimant les fruits de la journée. Si l'on ne cherchait qu'à compenser l'apport énergétique, le résultat serait moindre.

Si l'on consomme une quantité de graisses importante

Admettons que l'on consomme, au déjeuner, une escalope à la crème, ou un bœuf bourguignon, ou une choucroute. Ces différentes préparations constituent surtout un fort apport en graisses. Il faudra donc, au dîner, éviter viande, poisson, œuf ou fromage pour ne consommer que légumes (à volonté) et fromage blanc. On compense alors ainsi l'excès de graisses.

LES ERREURS GLOBALES

Dans le premier exemple il s'agissait d'un seul aliment « compromettant ».

Envisageons à présent le cas d'une invitation (à dîner par exemple) où tout le repas constitue une erreur.

Que faire ?

- D'abord se réjouir. Envisager de maigrir et de se stabiliser ne veut pas dire se condamner à la tristesse. La table, et plus particulièrement la bonne table, reste le symbole des réjouissances. Il faut donc savoir en profiter. Beaucoup trop de gens, obnubilés par « leur régime » s'affolent devant une invitation et perdent là l'occasion de se faire plaisir. L'essentiel est que cette occasion ne soit pas quotidienne !

- Surtout ne sauter ni le petit déjeuner, ni le déjeuner. Nous avons vu auparavant (10 règles à respecter) que, lorsque l'on saute un repas, l'organisme stocke beaucoup plus. Il serait dommage que le stockage soit accru lors des agapes !

- Prendre le petit déjeuner habituel et organiser un déjeuner **économique** !

Le dîner auquel l'on est convié, représentera, quelque soit le menu, un fort apport de graisses (charcuterie, sauces, fromages) et de glucides (pain, féculents, pâtisseries). Il faut donc organiser un déjeuner pauvre en graisses et en glucides :

- préférer le poisson à la viande,
- consommer des légumes verts,
- préférer yaourt ou fromage blanc au fromage,
- supprimer pain et fruits.

- Consommer yaourt ou fromage blanc ou œuf avant le dîner prévu.

En effet ce type de repas est servi plus tard qu'habituellement, et la forte sensation de faim qui s'ensuit peut alors conduire à grignoter lors de l'apéritif, toutes ces petites choses fortement énergétiques. Il sera donc bienvenu de « caler » son estomac, tout en évitant les fruits, qui, de par leur apport glucidique, ne feraient que s'ajouter aux erreurs futures !

- Lors du repas :

→ Goûter à tout et en faire profiter son palais : cela permet d'apprécier, de maintenir son moral au beau fixe, et de passer une bonne soirée.

→ Réaliser de petites économies sur les quantités en évitant de se resservir.

→ Limiter le pain.

→ Ne pas vider son verre trop rapidement afin qu'il ne se remplisse pas trop vite !

→ Ne pas s'inquiéter, car le plan de compensation annulera dès demain toutes ces dérogations.

- Le lendemain :

→ Ne pas se peser : cela est totalement inutile. En effet, il y a presque obligatoirement prise de poids à la suite d'un tel repas (même chez les gens minces), aussi est-il inutile de la constater.

Il faut songer qu'il s'agit là d'un kilo « baladeur », kilo non pas de graisse (c'est impossible en si peu de temps), mais dû au poids des aliments ingurgités et à une certaine rétention d'eau, les aliments consommés la veille étant plus riches en sel, qu'habituellement.

→ Manger économiquement. Comme lors du déjeuner de la veille, on va compenser les excès de graisses et de sucres en contrôlant ces mêmes apports. On va donc supprimer viande et fruits pour ne consommer que poisson, légumes, fromage blanc aux deux repas en maintenant le petit-déjeuner habituel.

→ Boire davantage et saler moins.

Pour neutraliser la légère rétention d'eau il faudra boire 2 litres d'eau et saler moins.

Ces quelques recommandations faciles à respecter permettront de compenser en 24 heures les excès de la veille beaucoup plus que si l'on avait jeûné (problème de stockage ensuite).

Certaines personnes commettent des erreurs, car elles ne connaissent pas la valeur qualitative des aliments.

- Certaines d'entre elles font une journée fruits. C'est une erreur puisque les glucides ne vont que s'ajouter aux excès de la veille.

- D'autres vont consommer
  . viande → lipides,
  . salade → lipides par assaisonnement,
  . fruits → glucides,

et ne pas compenser du tout le repas de la veille.

Ce principe de compensation est très simple et permet de s'adapter aux imprévus en différentes circonstances, ce qui donne un caractère facile et agréable au régime hypocalorique.

L'IMPORTANCE DE L'EAU

Même lorsque le poids souhaité est atteint, il faut absolument conserver l'habitude de boire 1 litre 1/2 d'eau par jour afin de maintenir l'organisme en forme.

Boire suffisamment va permettre de garder une silhouette plus fine, un corps ferme et hydraté, une peau fraîche.

Chez les femmes on observe une rétention d'eau au moment des règles. On pourra modérer cette impression de ballonnement en buvant plus et en salant moins pendant les 2 ou 3 jours précédant les règles.

Vous comprenez à présent comment perdre du poids et maintenir les résultats. Il n'y a pas de règles miraculeuses, seul le fonctionnement de l'organisme permet de trouver la solution.

Pour mieux vous aider, voici maintenant en annexe des compléments sur les points clés qui suscitent bon nombre de questions :

- la place des boissons,
- le rôle des sels minéraux,
- le rôle des vitamines,
- l'exercice physique.

LA PLACE DES BOISSONS

L'EAU

Elle reste la boisson indispensable à consommer chaque jour à raison d'1 litre 1/2.

Nous avons déjà traité de la nature de l'eau dans « 10 règles à respecter ».

Soulignons quand même à nouveau qu'une consommation importante et régulière d'eau est au moins aussi efficace que l'équilibre et le faible total calorique.

LES JUS DE FRUITS

Qu'il s'agisse de « pur jus de fruits », de « concentré », de « jus de fruit sucré » ou de « cocktail de fruits », ces boissons sont très énergétiques (500 calories au litre). Elle ne peuvent qu'entraver la perte de poids.

De plus, elles ne désaltèrent pas. Il est étonnant de constater que certaines personnes qui contrôlent leur alimentation consomment parallèlement ces boissons en les jugeant négligeables.

LE CAFE

Bon nombre de Français apprécient le café en début de journée ou après le repas. Le café, grâce à la caféine, est un stimulant du système nerveux. Pourtant, à fortes doses, il peut entraîner une tachycardie (accélération du rythme cardiaque), des troubles digestifs et même des insomnies. On peut avoir recours au café décaféiné pour éviter ces inconvénients, encore que le café décaféiné ait suscité bon nombre d'avis contraires. Certains pensent effectivement que les solvants qui permettent d'éliminer la caféine sont nocifs.

Beaucoup d'individus, lors d'un régime amaigrissant, consomment trop de café pour tromper leur faim ou se réchauffer (avec la diminution de la consommation de graisses on diminue « l'isolation » de l'organisme et l'on craint plus le froid). Il faut cependant se limiter, car l'on observe que le café pris loin de repas engendre peu après une sensation de faim. Le café est acalorique.

LE THE

Moins populaire que le café, il est quand même souvent consommé par le Français. Le thé est acalorique et légèrement diurétique. Il faut savoir :

- qu'il contient de la théine, aussi active que la caféine,
- que la théine passe dans l'eau dès le début de l'infusion et qu'ainsi un thé peu infusé contient autant de théine qu'un thé longuement infusé.

LES TISANES

Obtenues par infusion ou décoction de plantes, les tisanes peuvent avoir des vertus calmantes, digestives, diurétiques, et sont acaloriques. Moins excitantes que le café ou le thé, les tisanes peuvent permettre d'hydrater l'organisme avant le sommeil.

LES BOISSONS CHOCOLATEES

Trop énergétiques, elles sont à proscrire dans le cas d'un régime hypocalorique.

LES BOISSONS ALCOOLISEES

Elles sont variées et nombreuses. Non indispensable, l'alcool peut être rapidement préjudiciable à notre santé. De plus, les boissons alcoolisées, la plupart du temps riches en sucre, sont trop riches en calories. Seul le vin peut être toléré à raison d'un verre par repas.

Les boissons alcoolisées ont un triple inconvénient :

- elles contiennent souvent du sucre,
- l'alcool se transforme facilement en graisses,
- l'alcool accentue et favorise la transformation du sucre en graisses.

LES SELS MINERAUX

Les sels minéraux n'ont aucun pouvoir énergétique mais sont pourtant essentiels à notre organisme. Depuis quelques années la Médecine se penche de plus en plus sur l'action de ces éléments dont le manque peut être à l'origine de certains troubles. On trouve dans les produits pharmaceutiques des doses concentrées de sels minéraux. Cependant, une alimentation équilibrée est à même de couvrir nos besoins.

D'où l'intérêt, une fois de plus, de perdre du poids en respectant l'équilibre. Les régimes fantaisistes proposent certes des résultats plus spectaculaires, mais sont souvent carencés.

Quels sont les rôles et sources de ces substances ?

Sel	Rôles	Sources essentielles
Calcium	- Constituant essentiel du squelette - Coagulation du sang - Contractions musculaires	- Lait - Yaourts - Fromages blancs - Fromages.
Phosphore	- Constituant du squelette - Production d'énergie	- Viandes - Poissons - Oeufs - Produits laitiers.
Magnésium	- Contractions musculaires - Utilisation du phosphore - Equilibre nerveux	- Chocolat - Fruits secs - Légumes secs - Pomme de terre.
Fer	- Constituant de l'hémoglobine (sang)	- Foies - Viandes - Jaune d'œuf - Légumes secs.
Potassium	- Mouvements d'eau dans les cellules - Contractions musculaires	- Légumes secs - Fruits secs - Céréales.
Sodium (ou sel)	- Mouvements d'eau et Hydratation - Excitabilité musculaire	- Sel - Coquillages - Charcuteries - Fromages - Pain.

Iode	- Constituant des hormones de la thyroïde	- Sel - Coquillages - Poissons.
Fluor	- Prévention des caries	- Eau - Thé.

Outre ces éléments essentiels, sont fournis aussi par l'alimentation zinc, cuivre, cobalt, or, argent... pour lesquels il est rare qu'il y ait carence.

On comprend que certains « Régimes » miracles particulièrement restrictifs puissent occasionner des carences en sels minéraux et les différents troubles consécutifs.

Maigrir c'est aussi respecter les besoins de son corps !

LES VITAMINES

Ces substances ne peuvent être synthétisées par l'organisme, c'est dans notre alimentation que nous les trouverons.

Vitamine	Rôles	Sources principales
A	- Intervient dans l'accommodation de l'œil au moment du crépuscule - Vitamine de croissance - Maintient en bon état la peau et les muscles	- Foie - Jaune d'œuf - Beurre, crème - Lait, fromages - Epinards, carottes, tomates, abricots.
D	- Croissance - Fixation du calcium	- Huile de foie de morue - Jaune d'œuf - Lait, beurre - (synthèse directe grâce au soleil).
E	- Protection de la vitamine A	- Germes de céréales - Huiles végétales - Margarines.
K	- Coagulation du sang	- Légumes - Fabrication intestinale.
B 1	- Utilisation des glucides	- Levure de bière - Porc - Légumes secs - Légumes verts - Foie.
B 2	- Intervient dans l'utilisation des protéines, glucides et fer	- Lait, fromages - Levure de bière - Foie - Viandes, poissons - Légumes et fruits.
B 6	- Utilisation des glucides, lipides et protéines	- Levure de bière - Céréales complètes - Foie, viandes.

B 12	- Formation des globules rouges - Croissance - Protection du foie	- Foie, cœur - Viandes - Fromages fermentés.
PP	- Utilisation des glucides	- Foie - Viandes, poissons - Produits laitiers.
Acide folique (B 9)	- Formation des globules rouges	- Foie, rognons - Fromages - Levure de bière.
Acide panto-thénique (B 5)	- Utilisation des protides, lipides et glucides	- Oeuf - Foie, cœur - Levure de bière - Légumes verts.
Biotine (B 8)	- Utilisation des glucides	- Abats - Jaune d'œuf - Viandes, poissons - Légumes, fruits.
C	- Croissance - Résistance - Anti-asthénique - Métabolisme général	- Fruits (agrumes) - Légumes - Pommes de terre.

Les besoins vitaminiques diffèrent selon l'âge, le sexe, l'activité.

Certains états physiologiques (enfants, grossesse, personnes âgées) requièrent une supplémentation vitaminique.

Certains facteurs extérieurs modifient également le besoin :

- le tabac augmente considérablement le besoin en vitamine C,
- l'emploi de certains médicaments, les antibiotiques et les contraceptifs oraux modifient également les besoins.

Quoi qu'il en soit, une alimentation équilibrée, même dans le cadre d'un régime hypocalorique, permet de couvrir en grande partie les besoins.

EDULCORANTS DE SYNTHESE

Les édulcorants de synthèse ont l'avantage de donner une saveur sucrée sans apporter de calories. Cela est tout particulièrement intéressant dans le régime hypocalorique où ces édulcorants vont permettre, dans la pratique, de réaliser des desserts sympathiques et d'améliorer ainsi l'alimentation.

En France la vente de ces produits, sévèrement contrôlée, ne s'effectue qu'en pharmacie, et nombreuses sont les marques proposées. Le consommateur, peu informé, hésite souvent. Voici, pour mieux les situer, la description des 3 familles existant actuellement :

LES SACCHARINES

Ces édulcorants, dont le pouvoir sucrant est de 400 fois celui du Saccharose (sucre habituel), sont sous la forme de comprimés, poudres, liquides, ou cubes.

Datant de 1879, la saccharine a le défaut de laisser un arrière-goût amer et a été fortement controversée. Les méfaits de la saccharine, étudiés aux USA ont été attribués non pas à la saccharine elle-même mais aux impuretés qui l'accompagnent souvent. Les technologies modernes permettent à présent de purifier au maximum les produits proposés. D'autre part, les animaux de laboratoire soumis aux essais avalaient de très fortes doses dépassant très largement la consommation humaine.

LES CYCLAMATES

Plus récents, ils laissent également un arrière-goût désagréable. Les polémiques sont nombreuses, mais là aussi, les méthodes nouvelles permettent d'obtenir des produits de meilleure qualité. Leur pouvoir sucrant est de 30 à 50 fois la saccharose.

LES ASPARTAM

Derniers nés des édulcorants, ils ont l'avantage d'être synthétisés à partir de 2 acides aminés, éléments normalement présents dans les protéines que nous consommons quotidiennement. Leur pouvoir sucrant est de 200 fois celui du saccharose, ils se trouvent sous forme de comprimés ou de poudre. Ces édulcorants ont un double avantage : ils ne laissent aucun arrière-goût et sont métabolisés comme les acides aminés alimentaires. La seule contre-indication est la phénylcétonurie, maladie gravissime chez l'enfant, mais connue dès la 1ere semaine de vie. En dehors de cette exception, ces édulcorants sont inoffensifs.

Remarques :

Des édulcorants d'origine végétale sont actuellement à l'étude. Ils représenteront, lorsqu'ils seront commercialisés, des produits au pouvoir sucrant énorme et d'un prix moindre. Pourtant certains inconvénients (arrière-goût, mauvaise stabilité...) empêchent encore leur production.

Le fructose n'est pas un édulcorant. Son pouvoir calorique est égal à celui du saccharose et il n'a donc aucun intérêt dans le régime amaigrissant, bien que son pouvoir sucrant soit supérieur. Il peut éventuellement être utilisé par le diabétique sans surcharge.

QUE PENSER DES EDULCORANTS ?

Nous l'avons vu, ces substances permettent de réaliser de nombreux desserts. Toutefois, leurs compositions étant différentes de celle du sucre, ils n'en ont pas toutes les applications. Ainsi on ne peut obtenir un sirop, un caramel, ou une confiture avec un édulcorant.

Bien que leur éventuelle toxicité relève d'une surconsommation, il faut rester néanmoins prudents et ne pas dépasser les doses conseillées sur les emballages.

Modérer la consommation permet aussi de s'éduquer. Trop de personnes utilisent à longueur de journée les édulcorants et entretiennent ainsi leur goût sucré. Diminuer peu à peu la quantité journalière permet de se déshabituer de ce goût. Maigrir n'est-ce pas aussi changer profondément ses goûts ?

Il est déconseillé de donner des édulcorants aux enfants. Si ceux-ci souffrent d'une surcharge pondérale, il est préférable de modifier leur alimentation et de limiter le sucre (pâtisseries, boissons...).

Chez la femme enceinte, bien que les risques de toxicité ne soient pas démontrés, on évitera aussi par précaution, l'emploi d'édulcorants, qui sont susceptibles de traverser le placenta.

EXERCICE PHYSIQUE ET POIDS

La sédentarité est, outre les erreurs alimentaires, un facteur de surcharge pondérale. Avoir une activité physique va permettre, il est vrai, d'augmenter les dépenses, et de plus d'avoir un autre pôle d'attraction que l'alimentation.

Il faut cependant rester prudent et savoir :

→ Modérer l'exercice

Un exercice physique trop intense, brutalement, peut engendrer une grande fatigue et dès lors une résistance à la perte de poids.

→ Savoir se nourrir

L'individu a tendance à se nourrir beaucoup trop avant et après l'exercice physique. Pour perdre du poids et rester en pleine forme il faut :

a) Avant :

S'il est vrai qu'il faut un carburant pour l'organisme, il faut aussi que ce carburant soit utilisable. Que faire ?

- Manger 2 heures avant l'exercice. Au cours de ce repas, consommer :
  . protéines (lait, œuf, fromage, poisson),
  . glucides lents (pain ou très petite quantité de céréales).
  . calcium (lait, fromage),
  . graisses crues (huile, beurre).
- 1/2 heure à 1 heure avant, fournir à l'organisme les éléments de « pointe » qui sont la vitamine C, les sucres rapides et le potassium. On peut alors consommer :
  . jus d'orange → vitamine C,
  . 1 ou 2 fruits secs → glucides + potassium.

b) Après :

On a généralement très faim et l'on mange souvent trop. Il faut comprendre pourtant que l'organisme n'a plus besoin de carburant et qu'il est inondé de toxines libérées lors de l'effort. Il sera donc sage de :

- supprimer la viande et préférer le poisson (ou rien),
- consommer des légumes à volonté (sans graisses),
- consommer lait ou yaourt ou fromage blanc maigres,
- **boire** pour nettoyer l'organisme de l'acide lactique responsable des tendinites.

L'exercice physique ne fait pas maigrir. Il y contribue en modifiant la silhouette et en oxygénant les tissus, mais tout cela n'est possible qu'avec le complément d'une alimentation adéquate !

CONCLUSION

Voici donc les moyens de modifier votre mode de vie. Bien entendu, l'application de ces principes demande une prise de conscience des obstacles - l'habitude n'est pas immuable, et chacun devra faire sa propre analyse.

Chacun devra se mettre, non plus devant son assiette, mais devant sa conscience pour accepter qu'effectivement il pêchait par tel excès ou tel défaut dans son alimentation.

Chacun décidera alors une réforme, un nouvel élan, chacun trouvera le désir, la raison de maintenir sa volonté d'y parvenir.

Ce n'est pas la volonté qui mène au but, mais le but qui donne la volonté.

Cela est connu depuis des siècles. David ne disait-il pas « Tu es celui-là même que tu conçois dans le secret de ton cœur ».

Voyez-vous comme vous le désirez et vous le deviendrez. Vous en avez les moyens.

Bonne réussite !

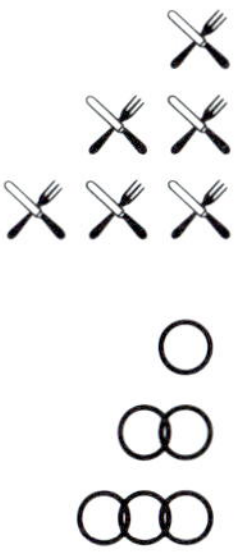

élémentaire
facile
difficile

peu coûteuse
raisonnable
chère

Le nombre de calories est calculé par personne.

Consommé à la tomate

Prép. : 5 mn. Cuiss. : 30 mn.

4 personnes. 50 cal./pers.

5 tomates / 1 oignon / 1 cuillerée à soupe de concentré de tomates / 1/2 lit. d'eau / Sel, poivre / Thym, laurier.

Dans un faitout bien chaud faire mijoter 10 minutes les tomates et l'oignon en morceaux. Assaisonner.

Mouiller avec l'eau additionnée du concentré de tomate et laisser cuire à feu doux 20 minutes.

Crème d'asperges

Prép. : 10 mn. Cuiss. : 30 mn.

4 personnes. 100 cal./pers.

500 g. d'asperges fraîches / 1 pomme de terre / 2 cuillerées à soupe de crème / 1 lit. d'eau / Sel, poivre.

Peler asperges et pomme de terre et les couper en menus morceaux. Les faire cuire à l'eau bouillante salée et poivrée 30 minutes.

Mixer et ajouter la crème fraîche. Servir chaud.

Crème de céleri

Prép. : 10 mn. Cuiss. : 1 h.

4 personnes. 120 cal./pers.

500 g. de céleri branche / 1 petit céleri rave / 1 pomme / 1 lit. d'eau / 1 jus de citron / 20 g. de beurre.

Couper les céleris en menus morceaux.

Faire fondre le beurre et y faire dorer la pomme pelée et coupée en petits dés. Ajouter les morceaux de céleri, laisser brunir et ajouter le jus de citron.

Mouiller avec le litre d'eau, saler, poivrer.

Laisser cuire 40 minutes à feu doux, couvert. Mixer et servir très chaud en parsemant de persil frais haché.

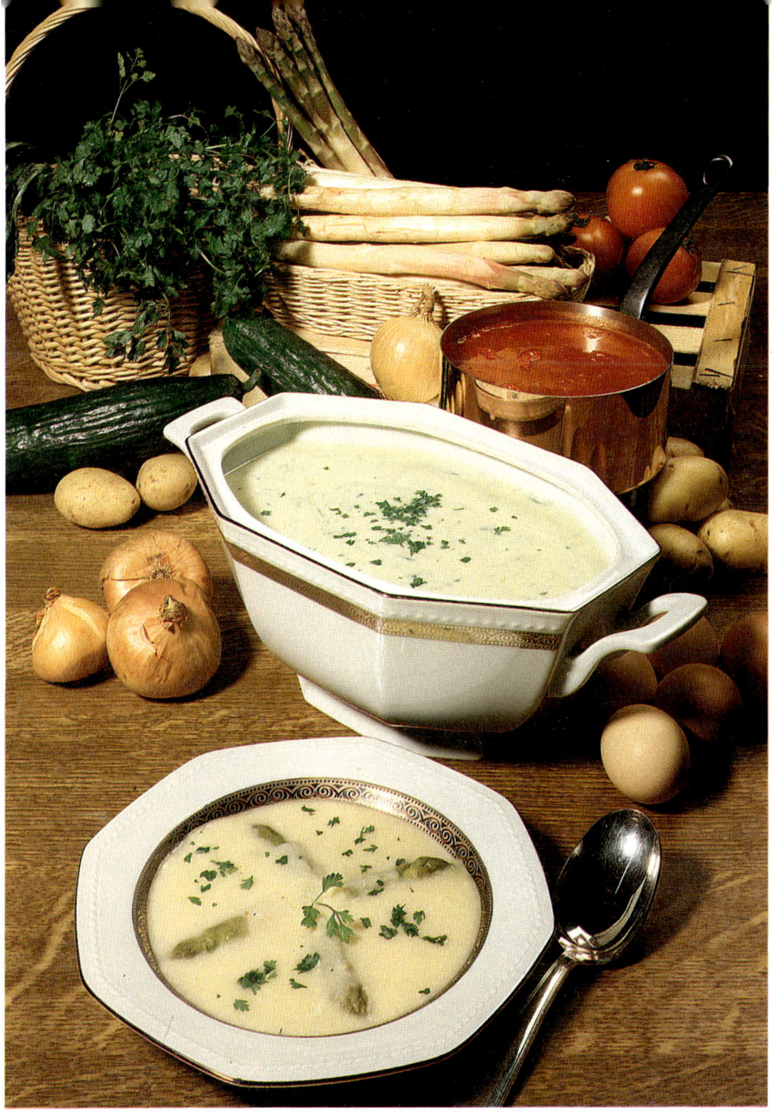

Crème de concombre

Prép. : 5 mn.

4 personnes. 100 cal./pers.

3 yaourts bulgare / 1/4 lit. d'eau / 2 concombres / 2 œufs / Sel, poivre / Persil.

Mixer yaourts, concombres, eau et œufs crus.
Saler, poivrer, parsemer de persil haché et servir frais.

Crème de laitue

Prép. : 5 mn. Cuiss. : 45 mn.

4 personnes. 90 cal./pers.

3 laitues / 2/3 lit. d'eau / 1 petit verre de lait / 1 cuillerée à soupe de fécule / Sel, poivre / Persil / 20 g. de beurre / 1 bouillon cube.

Faire fondre le beurre et y ajouter le bouillon cube et les feuilles de laitues.

Faire blondir le tout, puis mouiller avec l'eau. Saler, poivrer.

Laisser cuire à feu doux 30 minutes, puis mixer le tout.

Délayer la fécule dans le lait, puis l'ajouter à la crème de laitue.

Faire cuire le tout encore 15 minutes à feu doux.

Servir très chaud en décorant de persil haché.

Soupe aux fanes de radis

Prép. : 5 mn. Cuiss. : 30 mn.

4 personnes. 130 cal./pers.

200 g. de fanes / 2 pommes de terre (petites) / 1 oignon / 10 g. de beurre / 1/2 lit. de lait / 1/4 lit. d'eau / Sel, poivre.

Dans une casserole, dans le beurre fondu, faire revenir l'oignon et les pommes de terre coupés en petits morceaux.

Ajouter sel, poivre, lait, et laisser cuire 15 minutes à feu doux.

Ajouter les fanes de radis hachées, l'eau, et laisser cuire à nouveau 10 minutes.

En fin de cuisson, mixer le tout.

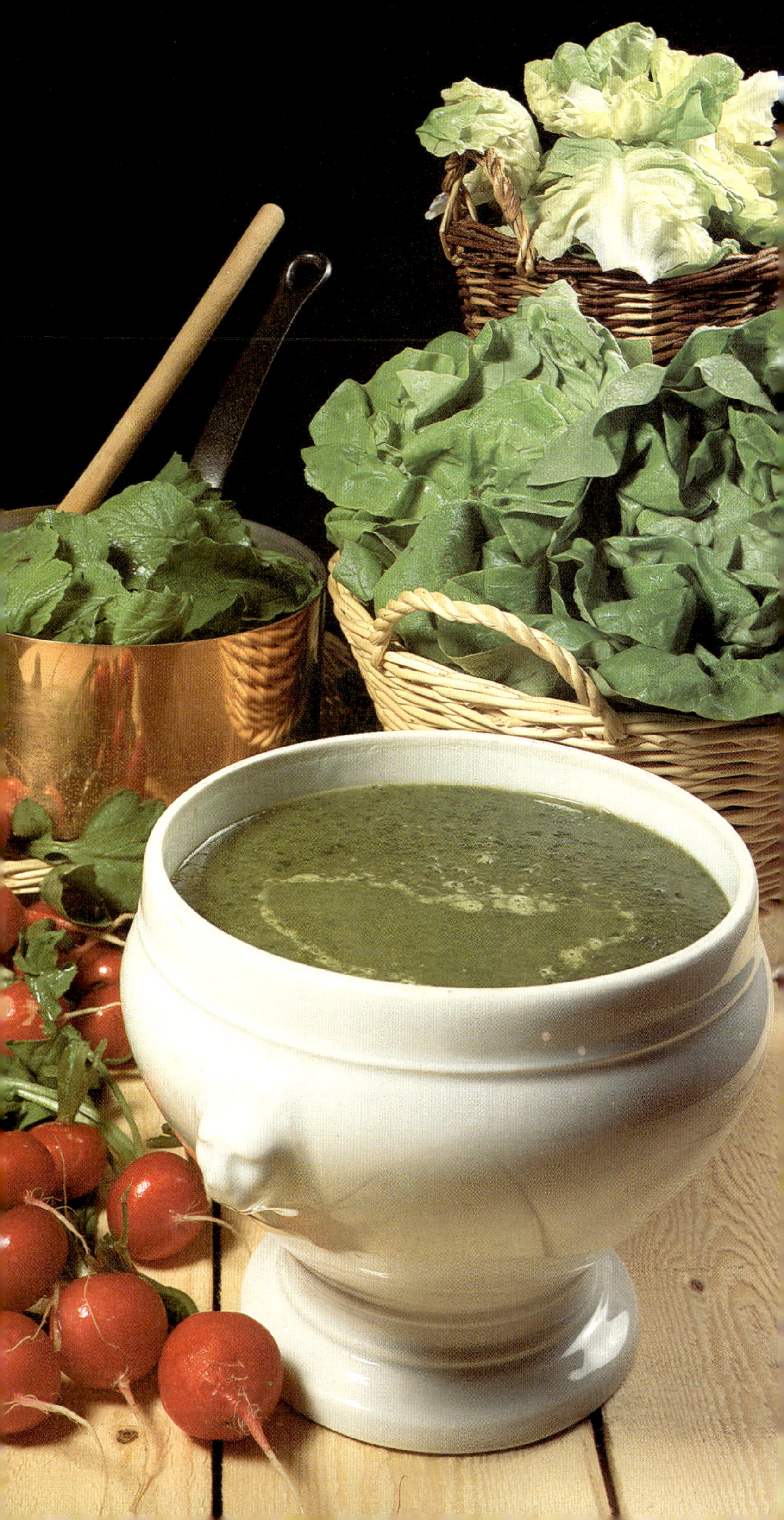

Gazpacho (Potage d'été)

Prép. : 10 mn.

4 personnes. 120 cal./pers.

2 concombres / 500 g. de tomates mûres (ou en boîte) / 2 oignons / 2 gousses d'ail / 2 poivrons rouges / 1 lit. d'eau froide / 2 cuillerées à soupe de vinaigre / 2 cuillerées à soupe de concentré de tomates / 2 cuillerées à soupe d'huile d'olive / 1 petit oignon frais haché.

Mélanger tous les légumes coupés en petits morceaux (peler les tomates en les passant à l'eau bouillante).

Ajouter l'eau et le vinaigre.

Mixer le tout. Saler, poivrer.

Mettre la préparation 2 heures au réfrigérateur et servir très frais en décorant d'oignon haché.

Potage d'hiver

Prép. : 15 mn. Cuiss. : 30 mn.

4 personnes. 150 cal./pers.

3 carottes / 2 navets / 1 poireau / 200 g. de petits pois (en boîte) avec leur jus / 20 g. de beurre / 1 oignon / 6 croûtons.

Dans le beurre fondu faire revenir un oignon.

Ajouter carottes, navets, poireau et petits pois et laisser roussir légèrement.

Ajouter le jus des petits pois et 1/2 lit. d'eau. Saler, poivrer.

Laisser cuire 30 minutes à feu doux.

Mixer le tout et servir très chaud avec un croûton de pain grillé par personne.

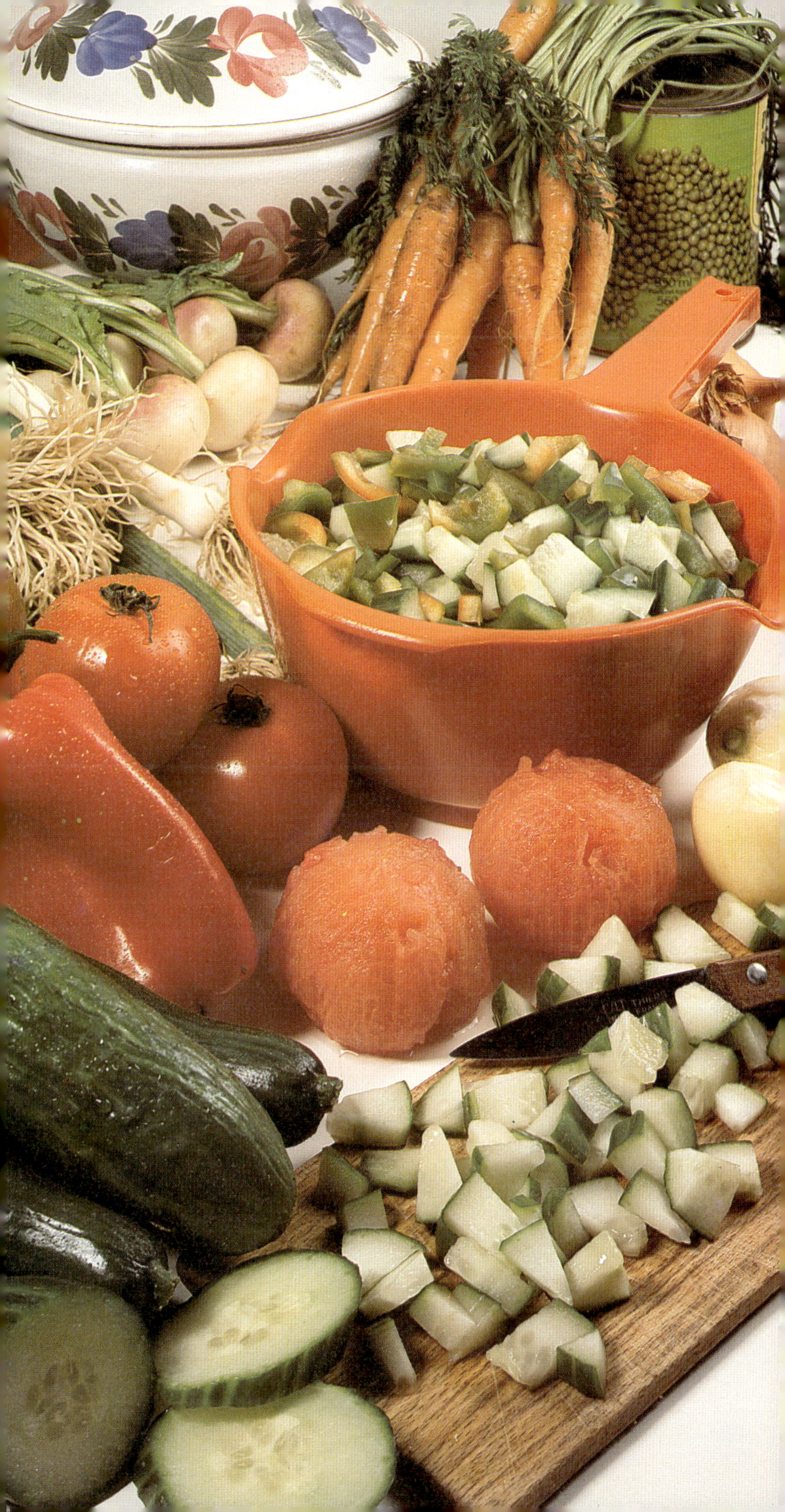

Potage de carottes

Prép. : 5 mn. Cuiss. : 40 mn.

4 personnes. 100 cal./pers.

300 g. de carottes / 1/2 lit. d'eau / Sel, poivre / Cerfeuil / 1 cuillerée à soupe de crème fraîche.

Couper les carottes en morceaux et les faire cuire dans l'eau avec sel, poivre, à feu doux 40 minutes.

Passer le tout au moulin à légumes. Verser dans la soupière sur la crème fraîche en la délayant. Saupoudrer du cerfeuil ciselé.

Soupe aux carottes

Prép. : 5 mn. Cuiss. : 40 mn.

4 personnes. 200 cal./pers.

1 kg. de carottes / 1 céleri-rave / 1 oignon / 1 gousse d'ail / 1 pomme de terre (150 g.) / 1 lit. de bouillon instantané / Sel, poivre / Cerfeuil / 1 cuillerée à soupe de crème.

Faire blondir l'oignon à l'aide de 2 cuillerées à soupe de bouillon.

Ajouter les carottes, le céleri-rave et la pomme de terre épluchés et coupés finement, puis la gousse d'ail.

Mouiller avec le reste de bouillon. Saler, poivrer et laisser cuire 40 minutes à feu doux.

Mixer le tout, puis ajouter la crème et le cerfeuil.

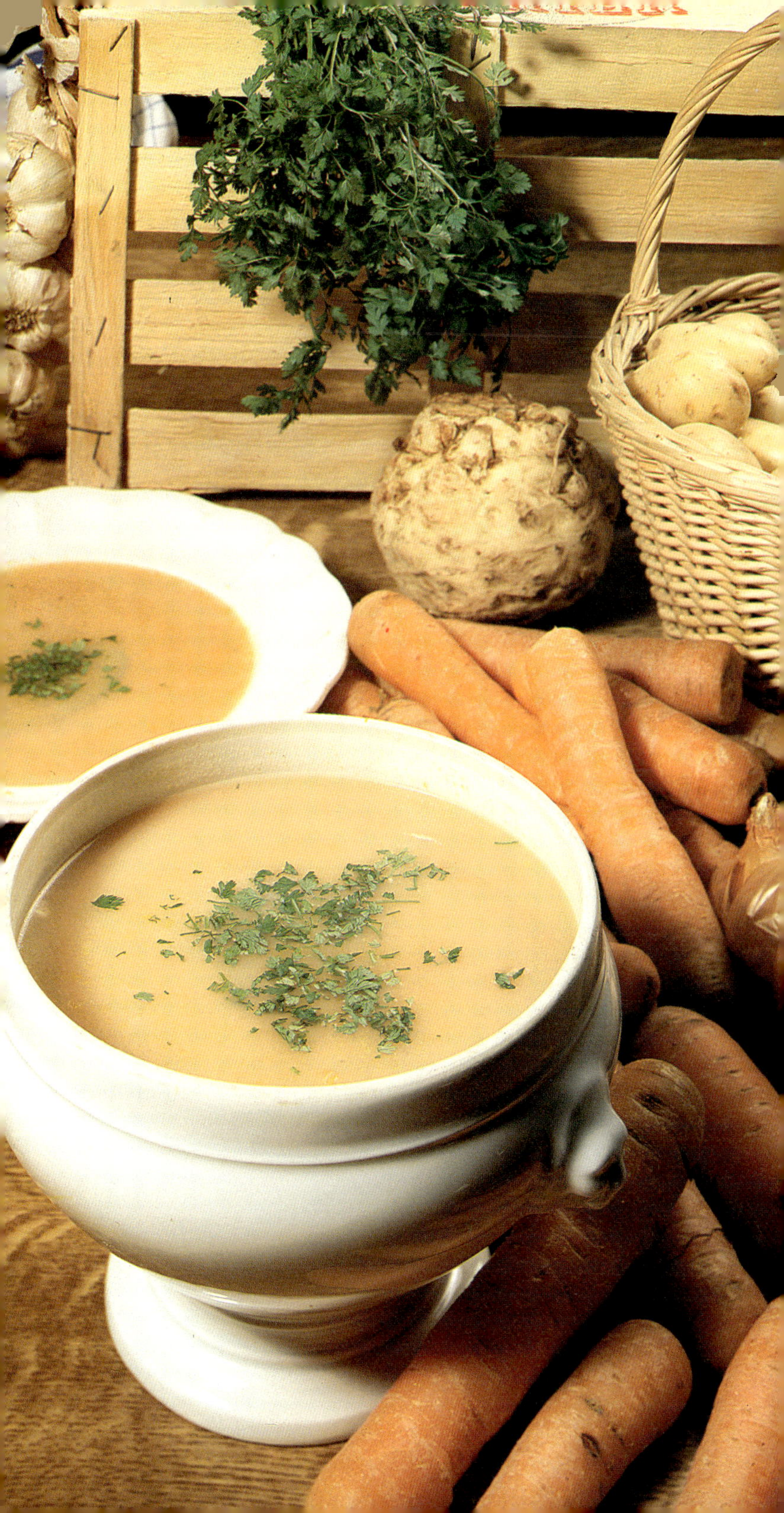

Potage aux pissenlits

Prép. : 10 mn. Cuiss. : 35 mn.

4 personnes. 150 cal./pers.

20 g. de beurre / 2 oignons / 500 g. de carottes / 100 g. d'épinards / 1/4 lit. de lait / 1/2 lit. d'eau / 200 g. de pissenlits.

Faire fondre le beurre à feu doux et y faire blondir l'oignon.

Ajouter carottes en rondelles, épinards et laisser roussir légèrement.

Mouiller avec le mélange lait et eau et laisser cuire 30 minutes. Saler, poivrer. Mixer le tout.

Nettoyer les pissenlits et les hacher.

Servir le potage très chaud en le mélangeant aux pissenlits répartis dans les assiettes.

Potage japonais

Prép. : 20 mn. Cuiss. : 10 mn.

4 personnes. 200 cal./pers.

1 poireau / 1 boîte de pousses de soja / 200 g. de céleri branche / 30 g. de champignons noirs séchés / 2 cuillerées à soupe de sauce au soja / 2 cuillerées à soupe d'huile / 1 lit. de bouillon de viande / 100 g. de bœuf bouilli.

Faire chauffer l'huile. Y ajouter le bœuf en petits dés, le céleri en petits morceaux, le poireau en fines lamelles, les pousses de soja.

Faire blondir le tout.

Mouiller avec le bouillon de viande, la sauce de soja, ajouter les champignons noirs que l'on aura fait tremper 10 minutes, et laisser cuire 10 minutes.

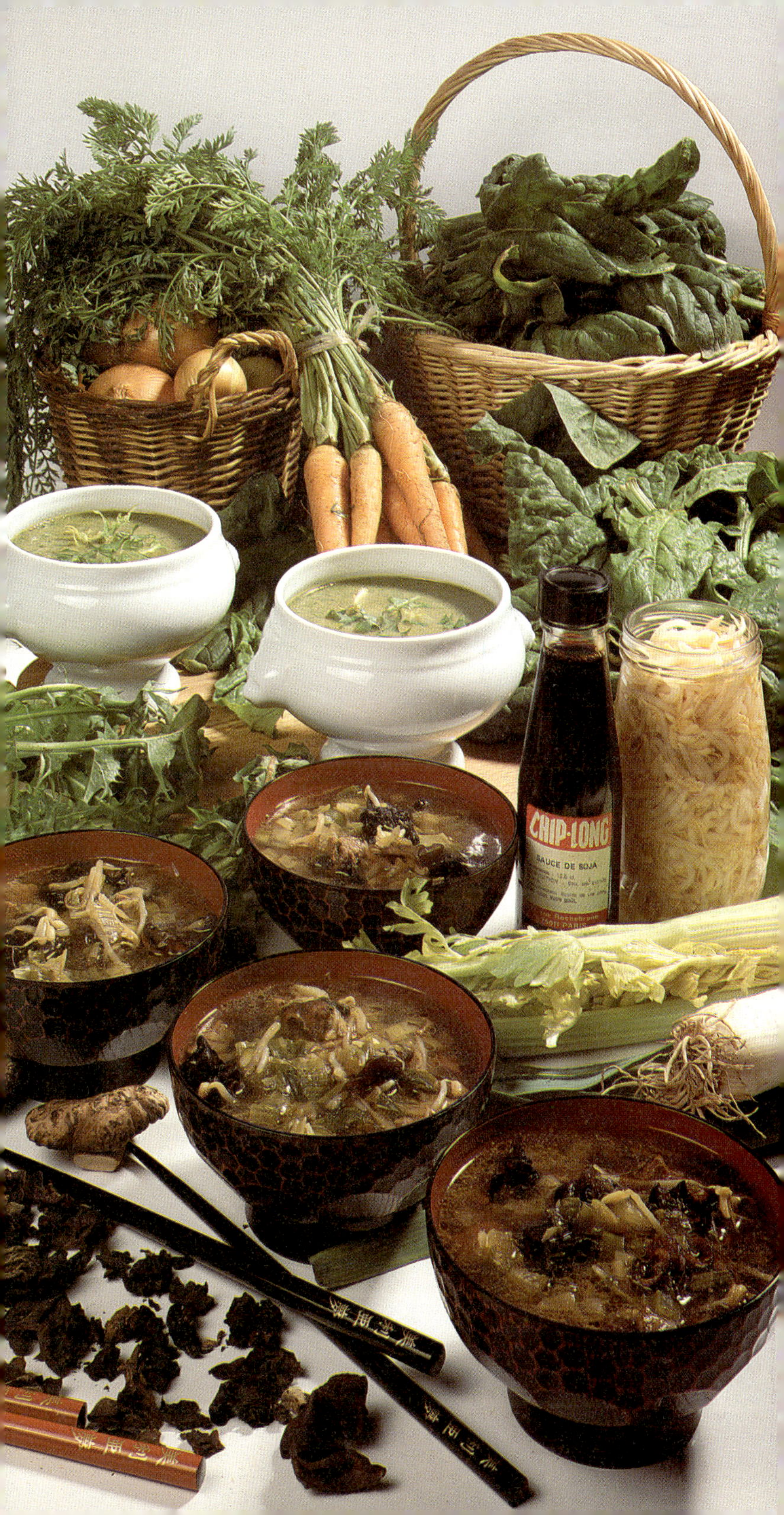
CHIP-LONG
SAUCE DE SOJA

Soupe aux épinards

✕ ○

Prép. : 5 mn. Cuiss. : 20 mn.

4 personnes. 400 cal./pers.

500 g. d'épinards / 1 pomme de terre / 1 lit. d'eau / 2 cuillerées à soupe de crème / 2 gousses d'ail / 1 tranche de jambon cru.

Faire bouillir l'eau, saler, poivrer. Ajouter les épinards et la pomme de terre en cubes et laisser cuire 20 minutes.

Mouliner le tout, puis ajouter la crème fraîche.

Servir très chaud avec les gousses d'ail et le jambon finement hachés.

Soupe au potiron

✕ ○

Prép. : 5 mn. Cuiss. : 30 mn.

4 personnes. 70 cal./pers.

800 g. de potiron / 1 pomme de terre moyenne / 1/2 lit. d'eau / Sel, poivre / Noix de muscade.

Eplucher et couper le potiron et la pomme de terre en morceaux. Les faire cuire dans l'eau 30 minutes à feu doux. Saler, poivrer, assaisonner.

Mixer l'ensemble et servir très chaud.

Soupe verte

✕ ○

Prép. : 5 mn. Cuiss. : 30 mn.

4 personnes. 150 cal./pers.

500 g. de courgettes / 200 g. de champignons de Paris / 1 grosse pomme de terre / 2 gousses d'ail / 2 cuillerées à soupe de crème fraîche / 1/2 lit. d'eau / 1/2 lit. de lait.

Faire bouillir le mélange eau et lait avec sel, poivre et ail.

Y ajouter la pomme de terre, les courgettes et les champignons en petits morceaux.

Laisser cuire 30 minutes puis mixer le tout.

Ajouter la crème fraîche et servir.

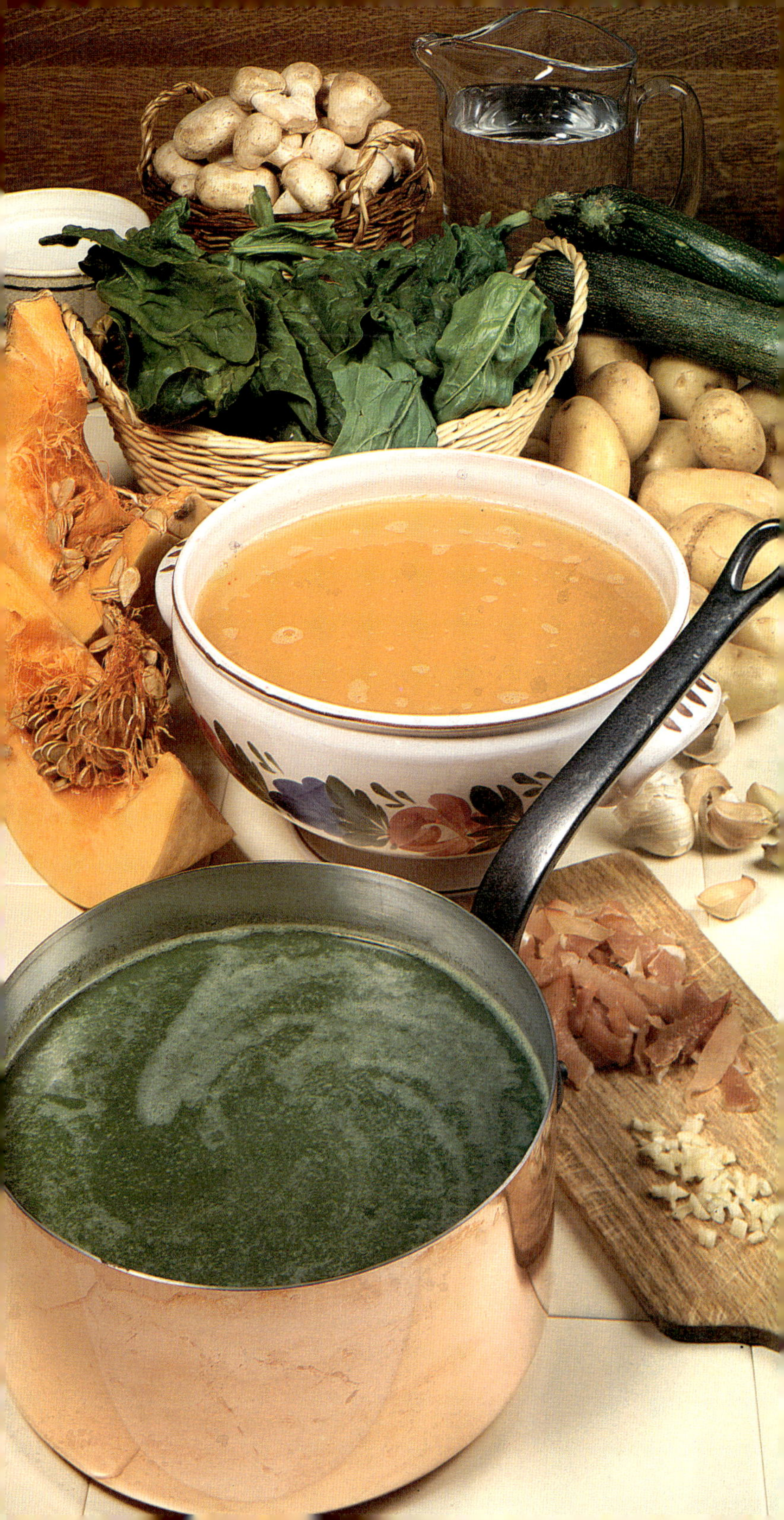

Asperges en salade ✕ ∞

Prép. : 10 mn. Cuiss. : 25 mn.

4 personnes. 70 cal./pers.

500 g. d'asperges / Vinaigre / 150 g. de crevettes / Feuilles de salade frisée / Sauce rémoulade / Persil haché.

Faire cuire les asperges dans de l'eau bouillante légèrement vinaigrée 25 minutes.

Egoutter, laisser refroidir et couper en petits morceaux.

Ajouter les crevettes, mélanger. Saler et poivrer.

Assaisonner avec une sauce remoulade et servir dans des coupes tapissées de salade frisée. Décorer de persil.

Artichauts en salade ✕ ○

Prép. : 15 mn.

4 personnes. 100 cal./pers.

5 artichauts / 150 g. de champignons de Paris / 2 cuillerées à soupe d'huile d'olive / 1 citron / 2 gousses d'ail.

Parer les artichauts et couper les cœurs en lamelles fines ainsi que les champignons. Mélanger le tout et arroser de jus de citron. Saler, poivrer.

Piler les gousses d'ail en ajoutant peu à peu l'huile d'olive et assaisonner la salade. Servir avec le reste de sauce.

Salade de betteraves aux anchois ✕ ○

Prép. : 10 mn.

4 personnes. 90 cal./pers.

500 g. de betteraves cuites / 1 oignon / 4 anchois.

Séparer en filets et laver les anchois.

Eplucher et couper les betteraves en petits dés.

Découper l'oignon en fines rondelles.

Mélanger le tout et servir avec une mousseline rapide.

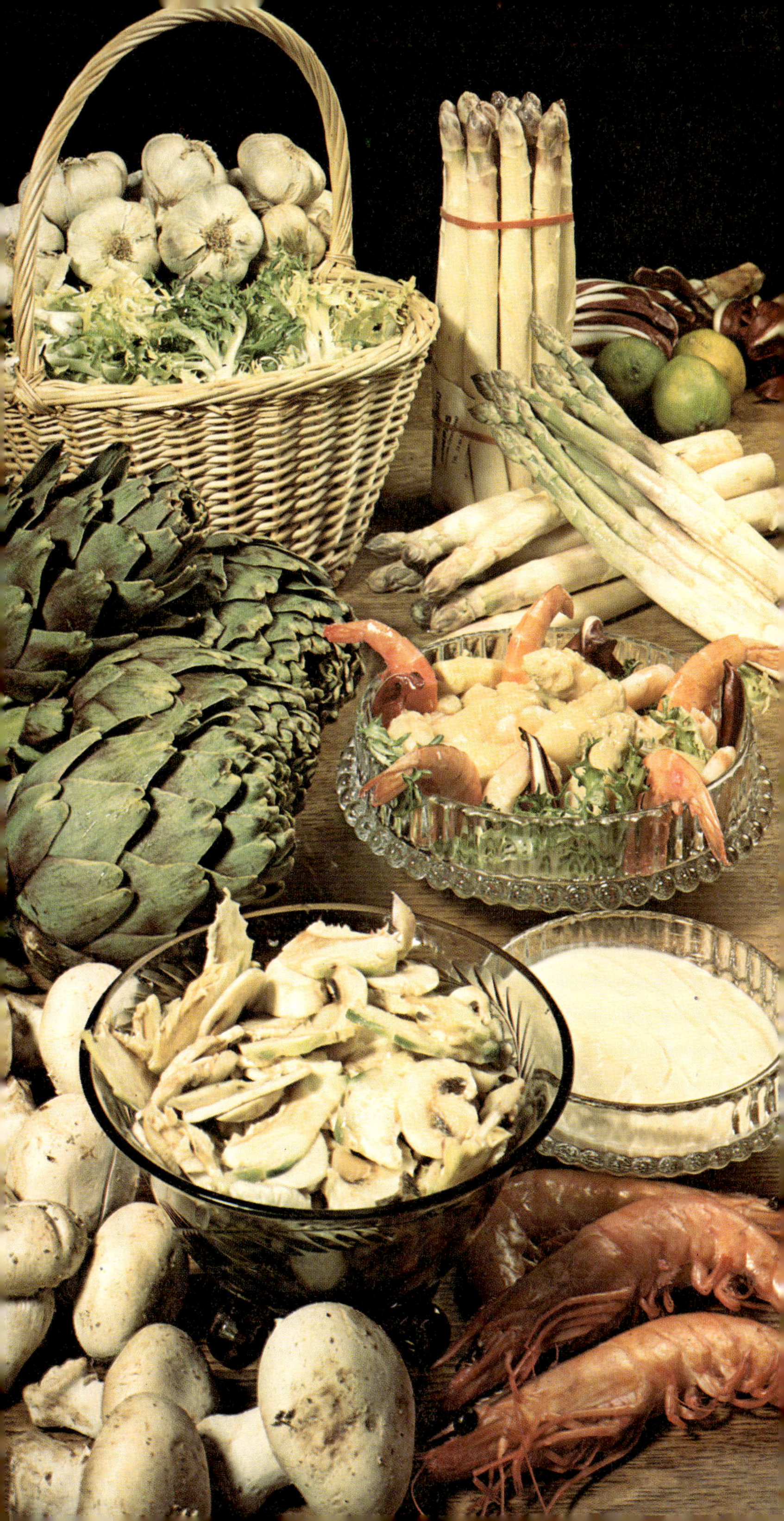

Salade variée au chou

Prép. : 20 mn. Cuiss. : 10 mn.

4 personnes. 130 cal./pers.

50 g. de gruyère / 1 petit chou vert / 2 œufs / 1 cuillerée à soupe de raisins secs / 1 yaourt bulgare / 1 cuillerée à café de moutarde / 2 échalotes.

Faire tremper les raisins secs 10 minutes dans le yaourt.

Râper le fromage et faire cuire les 2 œufs durs.

Mélanger le chou en fines lamelles, le fromage râpé, les œufs durs en tranches.

Mélanger le yaourt, la moutarde, les raisins secs, les échalotes hachées, le sel, le poivre, et fouetter le tout.

Servir la salade avec cette sauce après avoir laissé reposer le mélange 3 heures au réfrigérateur (le chou sera moins fort, et le mélange plus harmonieux).

Décorer avec persil frais haché.

Salade de chou-fleur

Prép. : 10 mn. Cuiss. : 35 mn.

4 personnes. 180 cal./pers.

1 chou-fleur / 1 tranche de jambon blanc / 1 oignon / 2 poivrons rouges / 1 cuillerée à soupe d'huile d'olive / 1 salade ou des cornichons / Sauce au yaourt.

Faire cuire les bouquets de chou-fleur à l'eau bouillante 15 minutes. Egoutter et laisser refroidir.

Couper les poivrons en fines lamelles, les faire cuire avec l'huile d'olive 20 minutes dans une casserole couverte.

Couper le jambon en dés et l'oignon en rondelles.

Mélanger le tout, servir avec la sauce et décorer d'une chiffonade de salade ou de cornichons en rondelles.

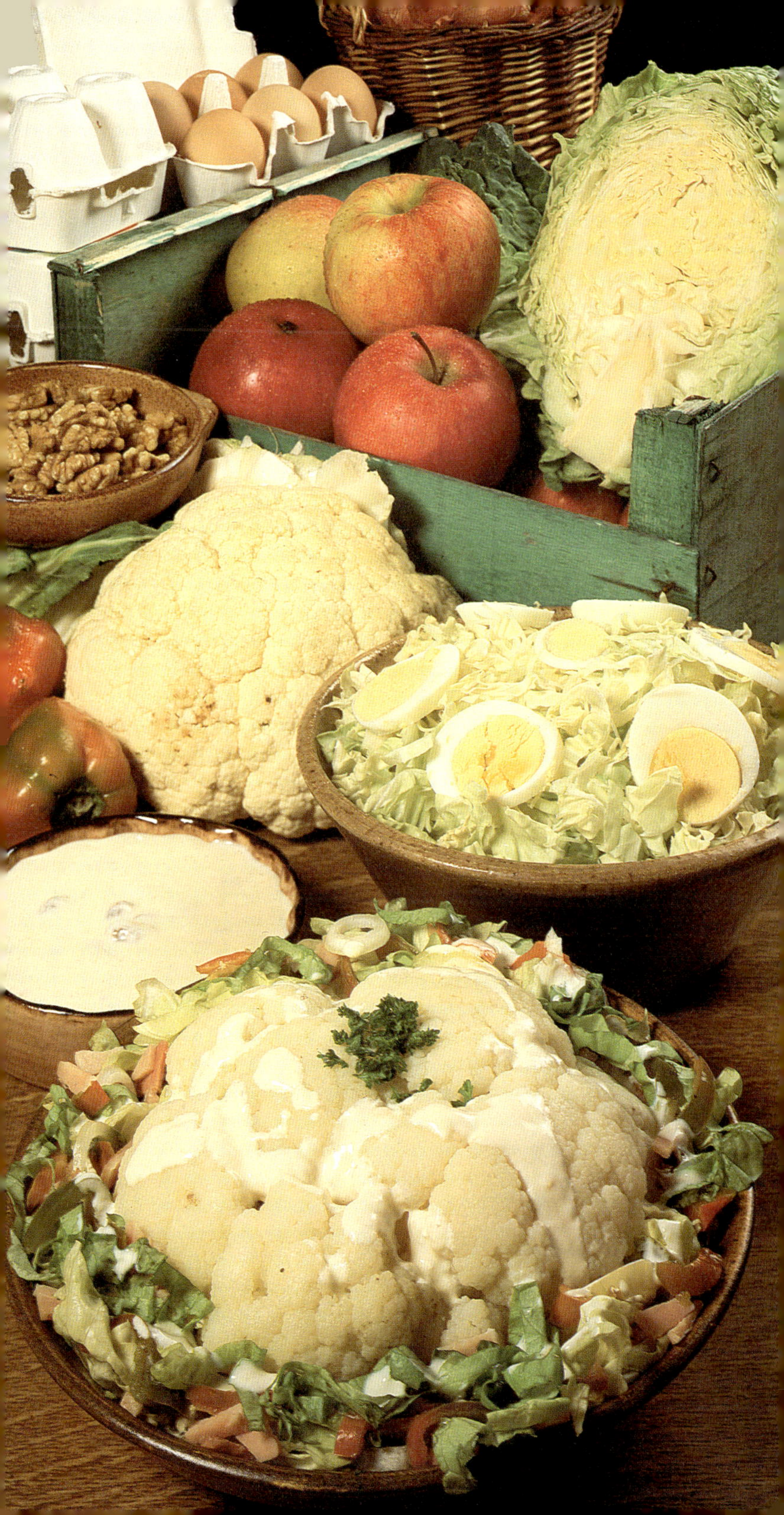

Salade fondante

Prép. : 5 mn. Cuiss. : 15 mn.

4 personnes. 90 cal./pers.

500 g. de haricots verts / 2 carottes / 3 oignons / Sauce au yaourt / 8 olives noires.

Dans de l'eau bouillante salée, faire cuire les haricots verts, les carottes et les oignons en rondelles 15 minutes.

Egoutter et servir encore tiède avec une sauce au yaourt enrichie de petits morceaux d'olives.

Salade d'endives

Prép. : 10 mn.

4 personnes. 110 cal./pers.

4 endives / 1 tranche de jambon cru / 50 g. de gruyère / Sauce au yaourt / 1 zeste d'orange.

Couper les endives en lamelles, le gruyère en dés, et émincer finement le jambon.

Mélanger le tout et servir avec une sauce au yaourt à laquelle on ajoutera le zeste d'orange râpé.

Salade douce

Prép. : 5 mn.

4 personnes. 130 cal./pers.

500 g. de carottes / 1 pomme / 1 orange / 1 cuillerée à soupe de raisins secs / Vinaigre / Sauce mousseline / Curry.

Râper les carottes.

Couper la pomme et l'orange en petits dés.

Mélanger le tout et ajouter les raisins secs préalablement trempés dans une cuillerée à soupe de vinaigre.

Servir avec une sauce mousseline parfumée au curry.

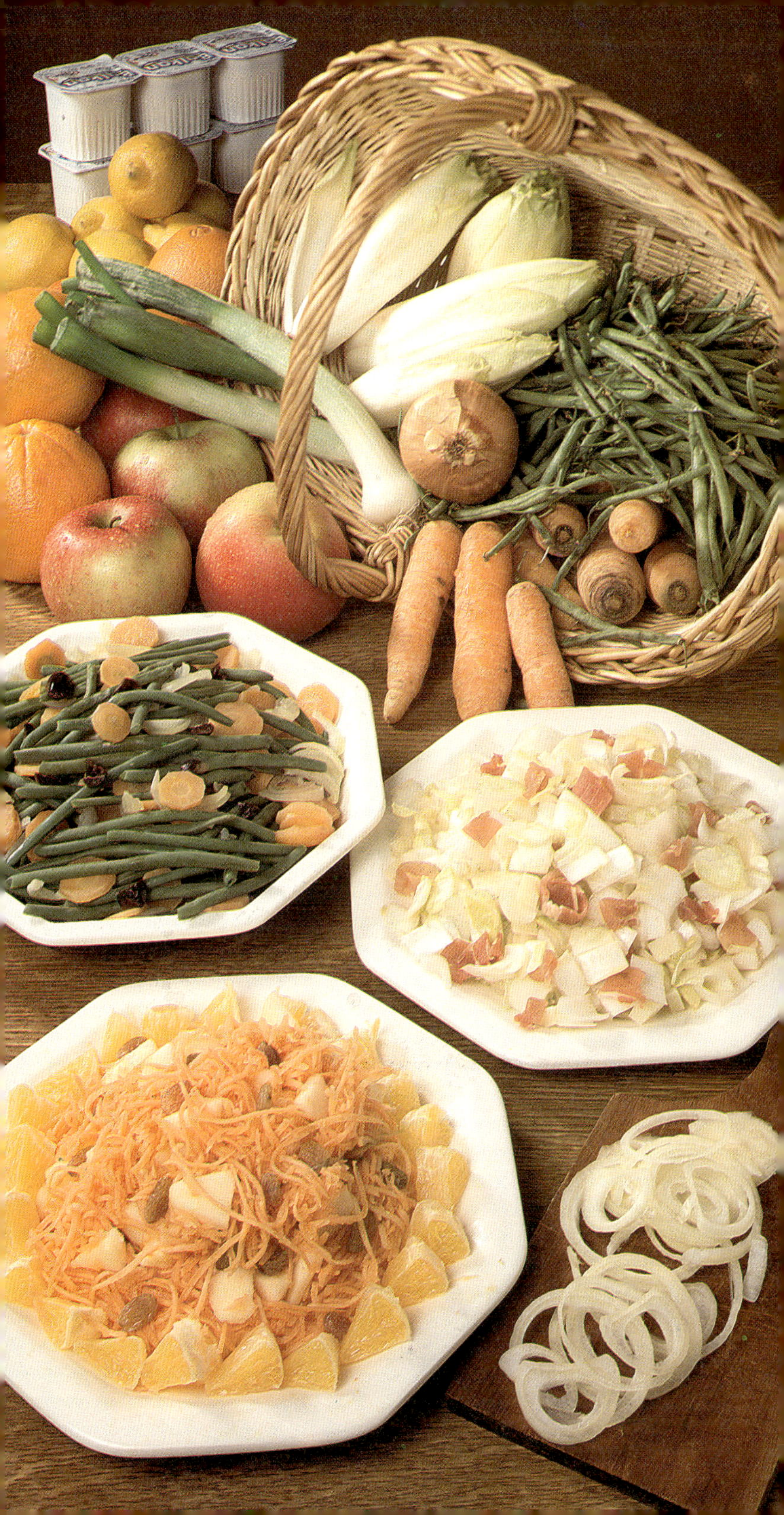

Salade de poireaux ✕✕ ∞

Prép. : 5 mn. Cuiss. : 10 mn.

4 personnes. 110 cal./pers.

500 g. de blancs de poireaux / 1 petite boîte de cœurs de palmiers / 1 avocat / 10 gousses d'ail / Sauce hollandaise / 1 citron.

Dans de l'eau salée bouillante, faire cuire les poireaux en lamelles et les gousses d'ail 10 minutes.

Egoutter et laisser refroidir.

Ajouter les cœurs de palmiers coupés en rondelles et l'avocat en petits dés.

Servir très frais avec une sauce hollandaise tiède et bien citronnée.

Salade orientale ✕ ∞

Prép. : 10 mn.

4 personnes. 180 cal./pers.

1 boîte de germes de soja / 1 boîte de pousses de bambous / 3 carottes / 2 cuillerées à soupe de crème / 1 cuillerée à soupe de sauce de soja.

Egoutter les pousses de bambous et le soja.

Râper les carottes et mélanger le tout.

Assaisonner avec le mélange crème et sauce de soja bien fouetté et servir très frais.

Romaine aux harengs ✕ ○

Prép. : 10 mn.

4 personnes. 120 cal./pers.

1 grosse salade romaine / 3 filets de harengs fumés / 1 oignon / 1 œuf dur / Sauce vinaigrette.

Couper la salade en chiffonade, les filets de harengs en fines lamelles, et l'oignon en rondelles. Ecraser l'œuf dur.

Mélanger le tout et servir avec une sauce vinaigrette.

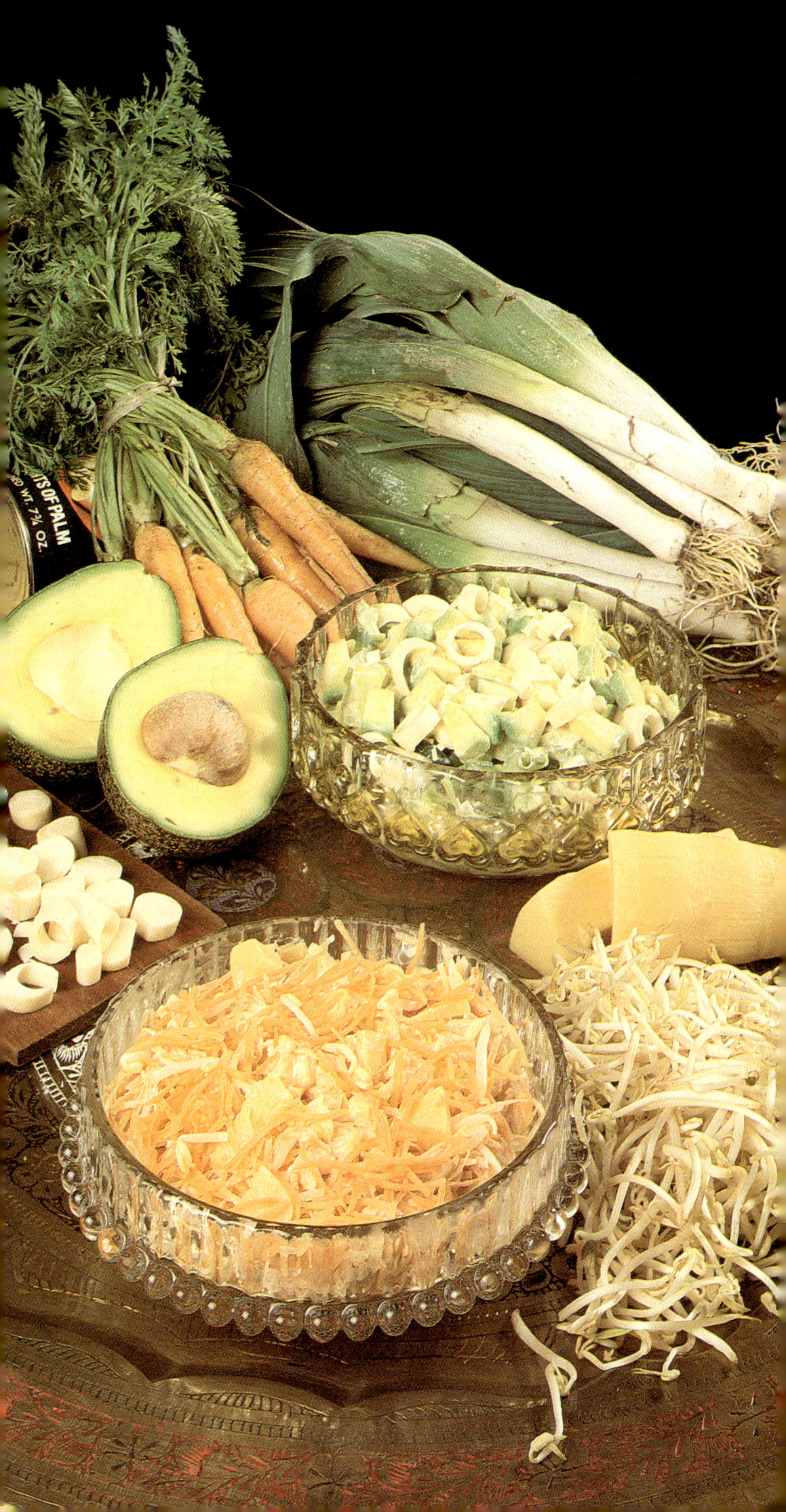
OF PALM
WT. 7¾ OZ.

Oeufs au plat

Cuiss. : 2 mn.

1 personne. 150 cal.

2 œufs.

Faire bouillir de l'eau dans une casserole et placer sur celle-ci une assiette. Lorsque celle-ci est bien chaude casser les œufs et attendre que le blanc coagule.

Couvrir la 1ere assiette d'une seconde à l'envers. Au bout de 2 minutes les œufs sont cuits.

Oeufs en puits

Prép. : 5 mn. Cuiss. : 30 mn.

4 personnes. 180 cal./pers.

4 grosses tomates / 4 œufs / Ail / Persil / Sel, poivre.

Creuser les tomates et casser 1 œuf dans chacune. Saler, poivrer.

Tapisser le fond d'un plat allant au four avec la pulpe. Y placer les tomates.

Faire cuire 30 minutes à four doux (th. 4).

Oeufs florentine

Prép. : 5 mn. Cuiss. : 5 mn.

4 personnes. 200 cal./pers.

300 g. d'épinards / 8 œufs / Sel, poivre.

Ebouillanter les épinards et les hacher.

Les répartir dans 8 ramequins, casser 1 œuf dessus. Saler, poivrer.

Faire cuire 5 minutes à four doux.

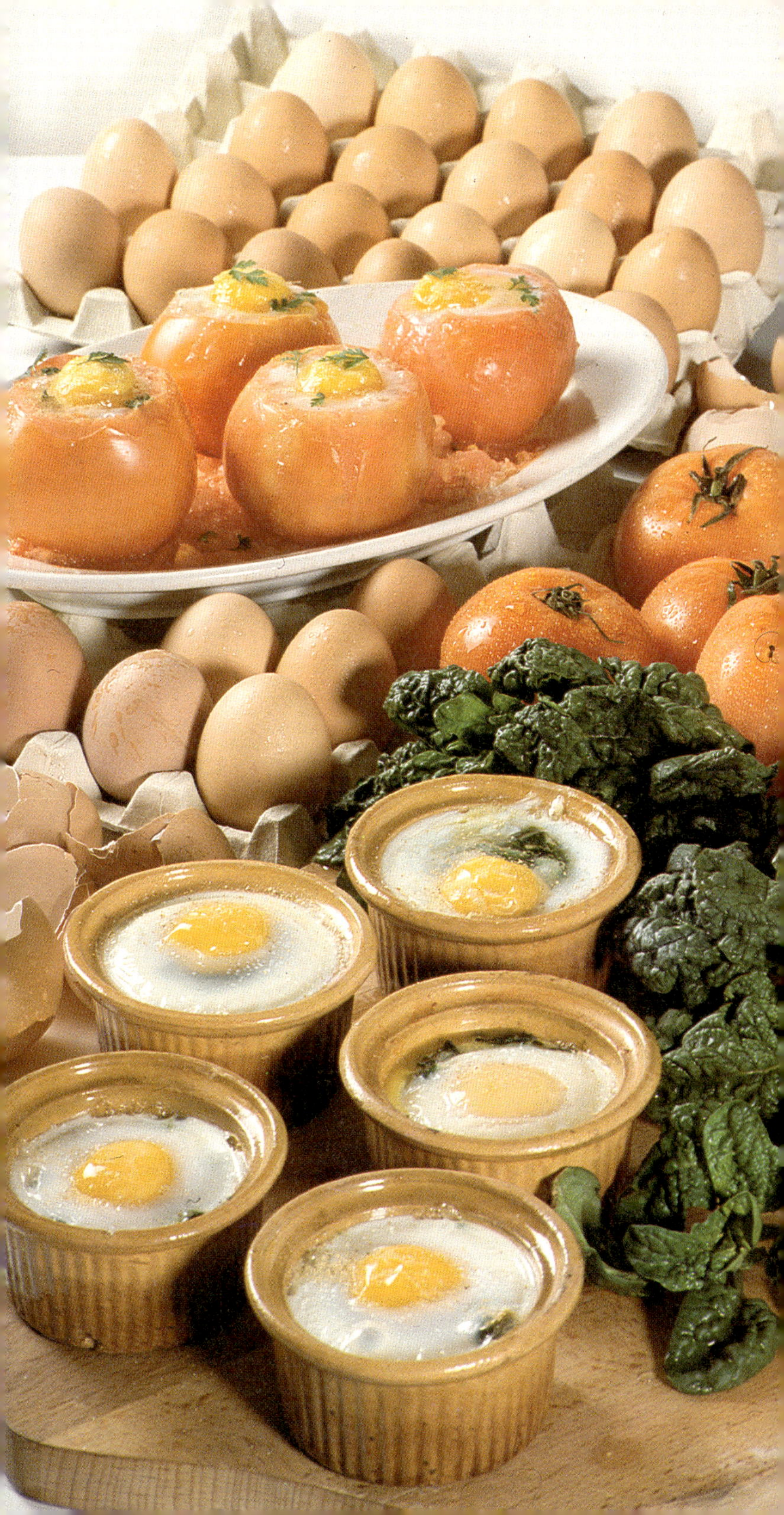

Cornets de jambon aux œufs brouillés

Prép. : 5 mn. Cuiss. : 10 mn.

4 personnes. 200 cal./pers.

4 tranches de jambon blanc / 5 œufs / Sel, poivre.

Placer un récipient au bain-marie. Y casser les œufs et les brouiller avec sel, poivre.

Pendant ce temps faire chauffer les tranches de jambon à four doux.

Rouler les tranches de jambon en cornets et les garnir des œufs brouillés. Servir immédiatement.

Omelette soufflé aux fines herbes

Prép. : 5 mn. Cuiss. : 10 mn.

4 personnes. 150 cal./pers.

8 œufs / Persil / Ciboulette / Estragon.

Séparer les jaunes des blancs d'œufs et monter ceux-ci en neige ferme.

Mélanger les jaunes d'œufs, les fines herbes et y mêler délicatement les blancs, saler, poivrer.

Faire cuire dans une poêle anti-adhésive en couvrant dès le début de la cuisson (feu doux).

Oeufs au thon

Prép. : 15 mn. Cuiss. : 10 mn.

4 personnes. 250 cal./pers.

8 œufs / 1 boîte de thon au naturel / Sel, poivre / Sauce tomate / Persil.

Faire cuire les œufs durs. Les couper en deux, retirer les jaunes et les malaxer avec le thon. Saler, poivrer.

Garnir les blancs et les disposer dans un plat allant au four, nappé de sauce tomate. Saupoudrer de persil haché.

Faire cuire 10 minutes à four moyen.

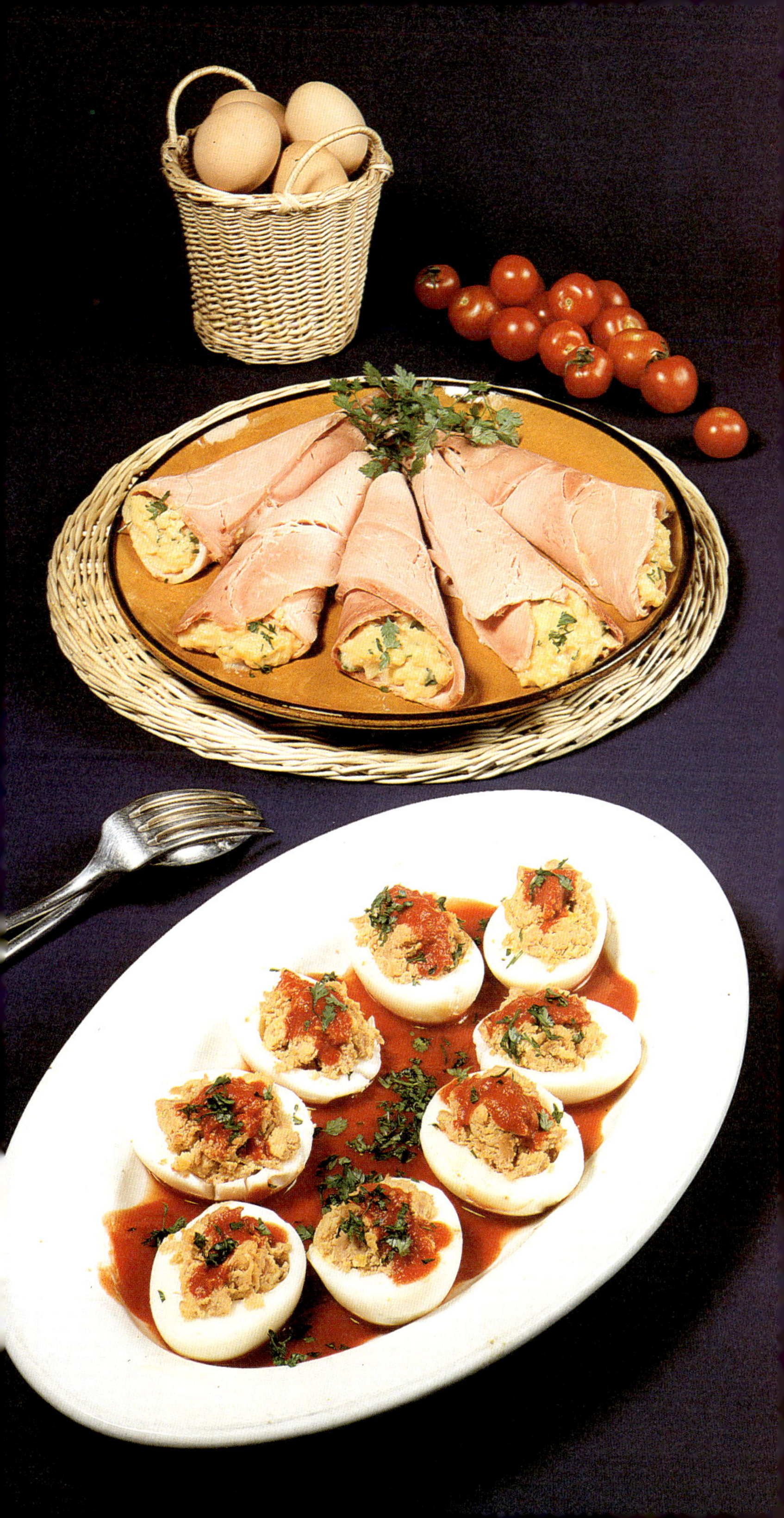

Ramequins au fromage

✕✕ ○

Prép. : 5 mn. Cuiss. : 30 mn.

4 personnes. 80 cal./pers.

50 g. de gruyère râpé / 2 œufs / 1/4 lit. de lait 1/2 écrémé.

Mélanger les œufs et le lait. Y ajouter le gruyère râpé, sel, poivre. Verser dans des ramequins.

Faire cuire les ramequins au bain-marie à four moyen 30 minutes.

Soufflés au fromage

✕✕ ○

Prép. : 10 mn. Cuiss. : 40 mn.

4 personnes. 220 cal./pers.

2 œufs / 1 cuillerée à soupe de farine / 1 verre de lait / 300 g. de fromage blanc 20 % / 120 g. de gruyère.

Délayer la farine avec le lait et faire épaissir à feu doux.

Hors du feu ajouter le fromage blanc, les jaunes d'œufs. Saler, poivrer.

Incorporer le fromage râpé puis les blancs d'œufs montés en neige.

Verser la préparation dans des ramequins individuels et faire cuire 30 minutes, th. 5.

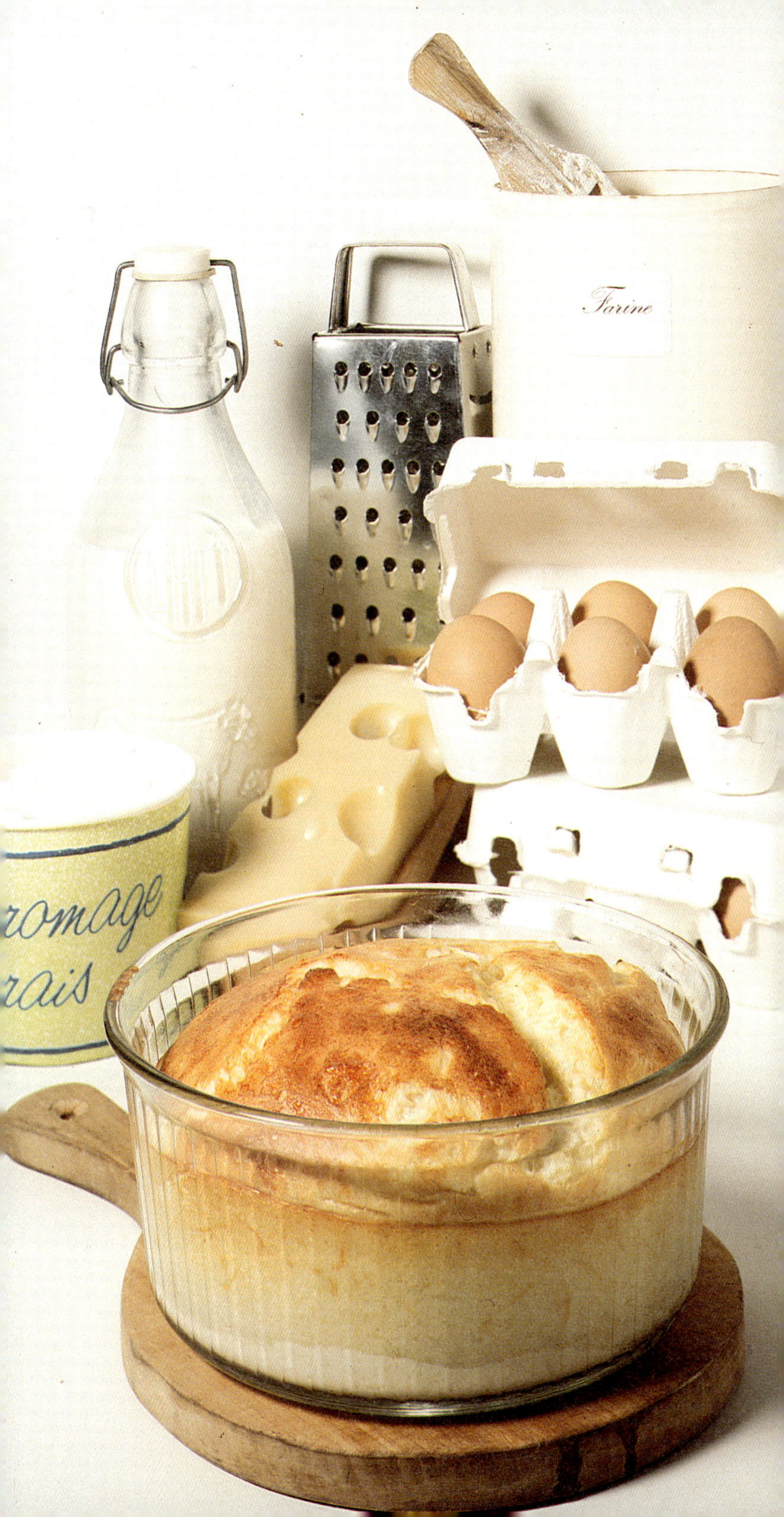
Farine
romage
rais

Gratin de fruits de mer

Prép. : 5 mn. Cuiss. : 30 mn.

4 personnes. 80 cal./pers.

1 petite boîte de crevettes / 1 petite boîte de crabe / 1 petite boîte de moules au naturel / 2 œufs / 1/4 lit. de lait / Sel, poivre.

Egoutter les fruits de mer.

Battre les œufs avec le lait.

Mélanger le tout. Assaisonner. Verser la préparation en ramequins.

Faire cuire au bain-marie 30 minutes, th. 7.

Coquilles de fruits de mer

Prép. : 5 mn. Cuiss. : 30 mn.

4 personnes. 90 cal./pers.

100 g. de crabe décortiqués / 100 g. de crevettes décortiquées / 100 g. de moules décortiquées / 3 tomates / Ail / Persil / 30 g. de fromage râpé.

Faire mijoter les tomates avec sel, poivre, ail et persil 15 minutes. Mixer.

Ajouter les moules, les crevettes et le crabe à la sauce tomate. Laisser cuire 10 minutes.

Verser le mélange dans des coquilles puis saupoudrer de fromage râpé.

Passer au four 5 minutes.

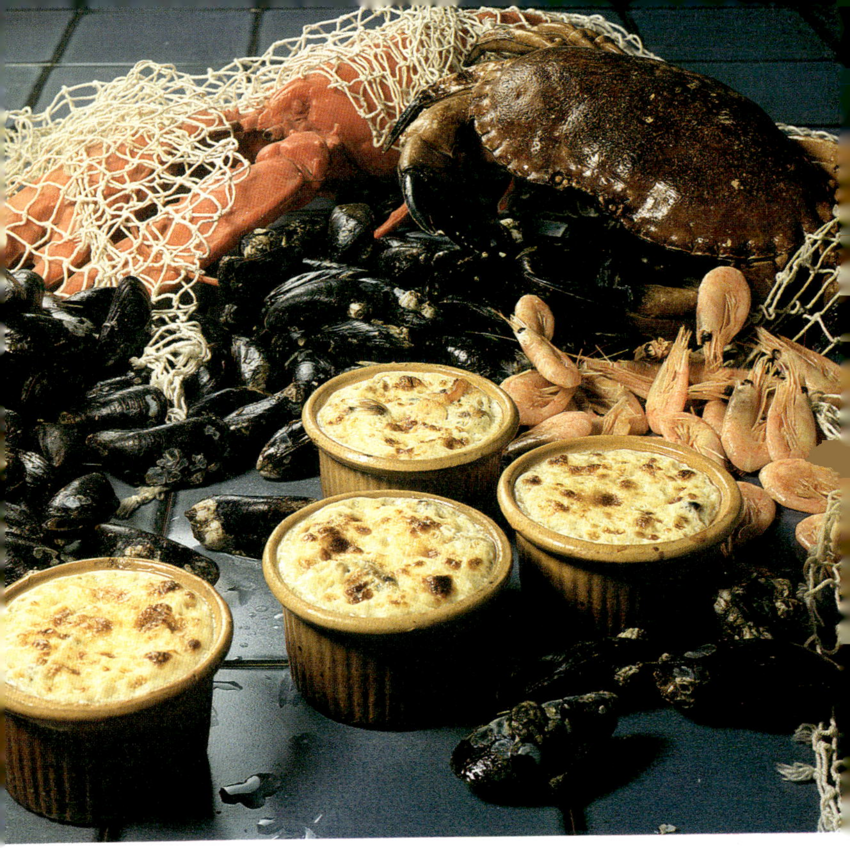

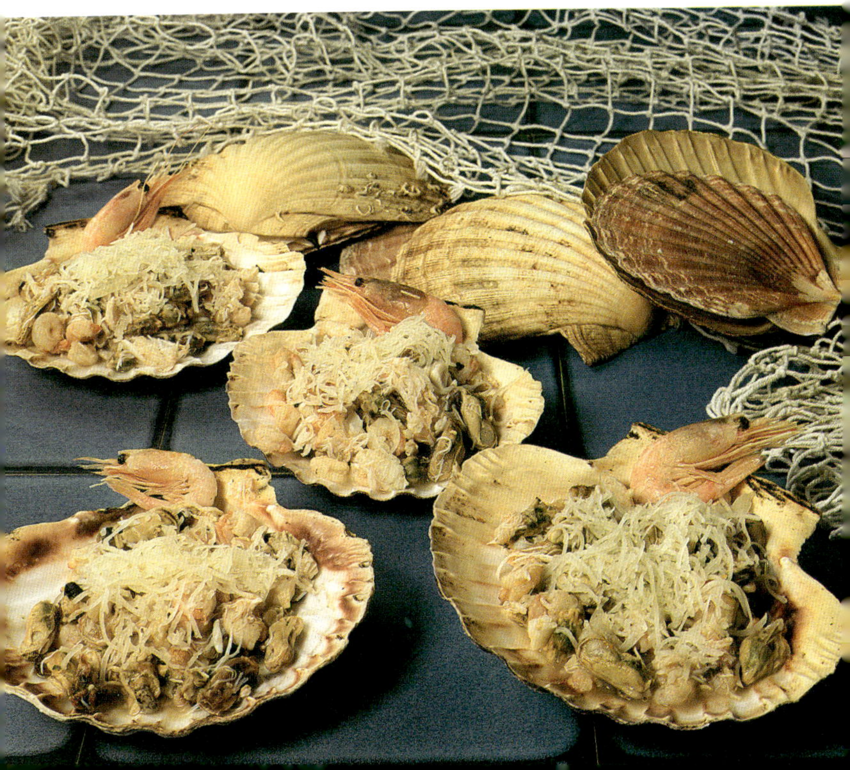

Poisson à la tahitienne

Prép. : 5 mn.

4 personnes. 150 cal./pers.

600 g. de poisson (cabillaud, colin, lotte...) / 4 citrons verts / 1 piment / Sel, poivre.

Couper le poisson en petits dés et les couvrir du jus des citrons verts. Assaisonner.

Laisser mariner 4 heures.

Consommer froid avec un assortiment de crudités.

Colin au piment

Prép. : 5 mn. Cuiss. : 15 mn.

4 personnes. 180 cal./pers.

4 tranches de colin / 1 petite boîte de concentré de tomates / 1 cuillerée à café de purée de piment / 1 cuillerée à café d'huile d'olive.

Mélanger le concentré de tomates, le piment et l'huile.

Saler et poivrer les tranches de colin, puis les enduire du mélange précédent.

Faire cuire dans un plat allant au four 15 minutes (th. 6).

Pot-au-feu de poisson

Prép. : 20 mn. Cuiss. : 30 mn.

4 personnes. 250 cal./pers.

4 tranches de colin / 2 bulbes de fenouil / 2 carottes / 1 poireau / 1 oignon / Thym / Laurier / Persil / 20 g. de beurre / 1 citron.

Préparer un court-bouillon avec 1 lit. d'eau, sel, fenouil, carottes, poireau, oignon, thym, laurier, et laisser bouillir 20 minutes. Ajouter le colin dans un panier de cuisson à la vapeur et laisser frémir (et non bouillir) 10 minutes.

Mélanger le beurre fondu et le jus du citron.

Servir le poisson et les légumes arrosés de beurre citronné. Décorer de persil haché.

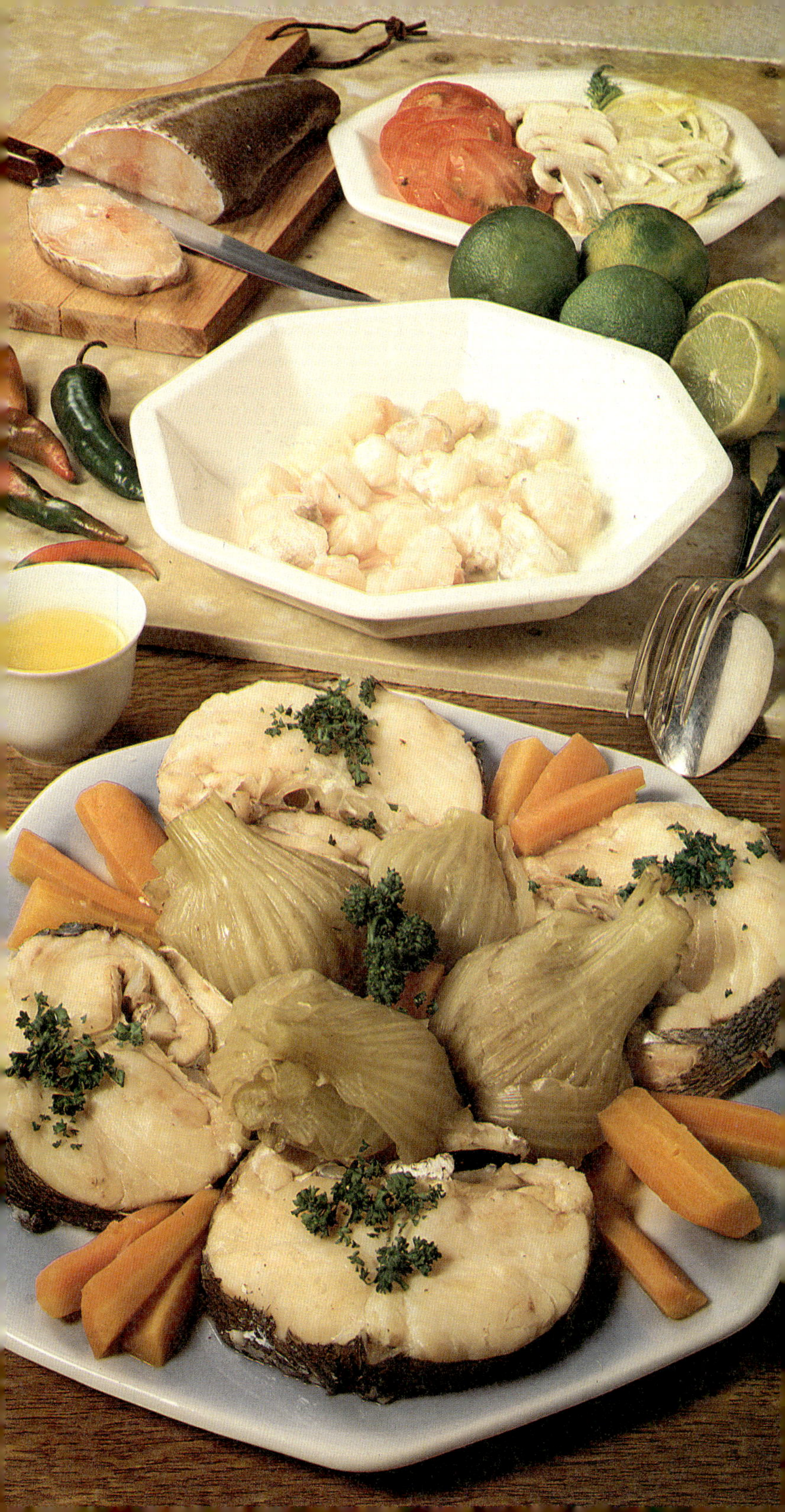

Cocotte de cabillaud aux courgettes

Prép. : 10 mn. Cuiss. : 20 mn.

4 personnes. 220 cal./pers.

1 verre de vin blanc / 600 g. de cabillaud / 1 kg. de courgettes / Sel, poivre / 2 gousses d'ail.

Dans une cocotte disposer en couches : courgettes, poisson, courgettes... en salant chaque couche.

Ajouter le vin blanc, 1 verre d'eau et l'ail pilé.

Couvrir et laisser cuire 20 minutes à feu très doux.

Daurade à la crème

Prép. : 10 mn. Cuiss. : 1 h.

4 personnes. 220 cal./pers.

1 daurade de 1 kg. ou 4 petites / 2 verres de vin blanc / 5 échalotes / 1 poireau / 1 œuf entier / 1 cuillerée à soupe de fromage blanc à 20 %.

Emballer la daurade, en papillote, dans du papier alu. La faire cuire 1 heure à four doux.

Faire bouillir 10 minutes le vin blanc, les échalotes, le poireau, sel, poivre. Filtrer en recueillant le bouillon.

Y ajouter, hors du feu, en remuant vivement, l'œuf entier battu, puis le fromage blanc.

Dorade flambée au pastis

Prép. : 5 mn. Cuiss. : 1 h.

4 personnes. 250 cal./pers.

3 bulbes de fenouil / 1 dorade de 1 kg. / 2 verres d'eau / 2 cuillerées à soupe de pastis / Sel, poivre / Fenouil.

Dans un plat allant au four disposer les bulbes de fenouil en petits morceaux et la dorade. Arroser d'eau. Ajouter sel, poivre, fenouil. Laisser cuire 1 heure à four doux.

En fin de cuisson faire chauffer le pastis, en arroser la dorade et flamber.

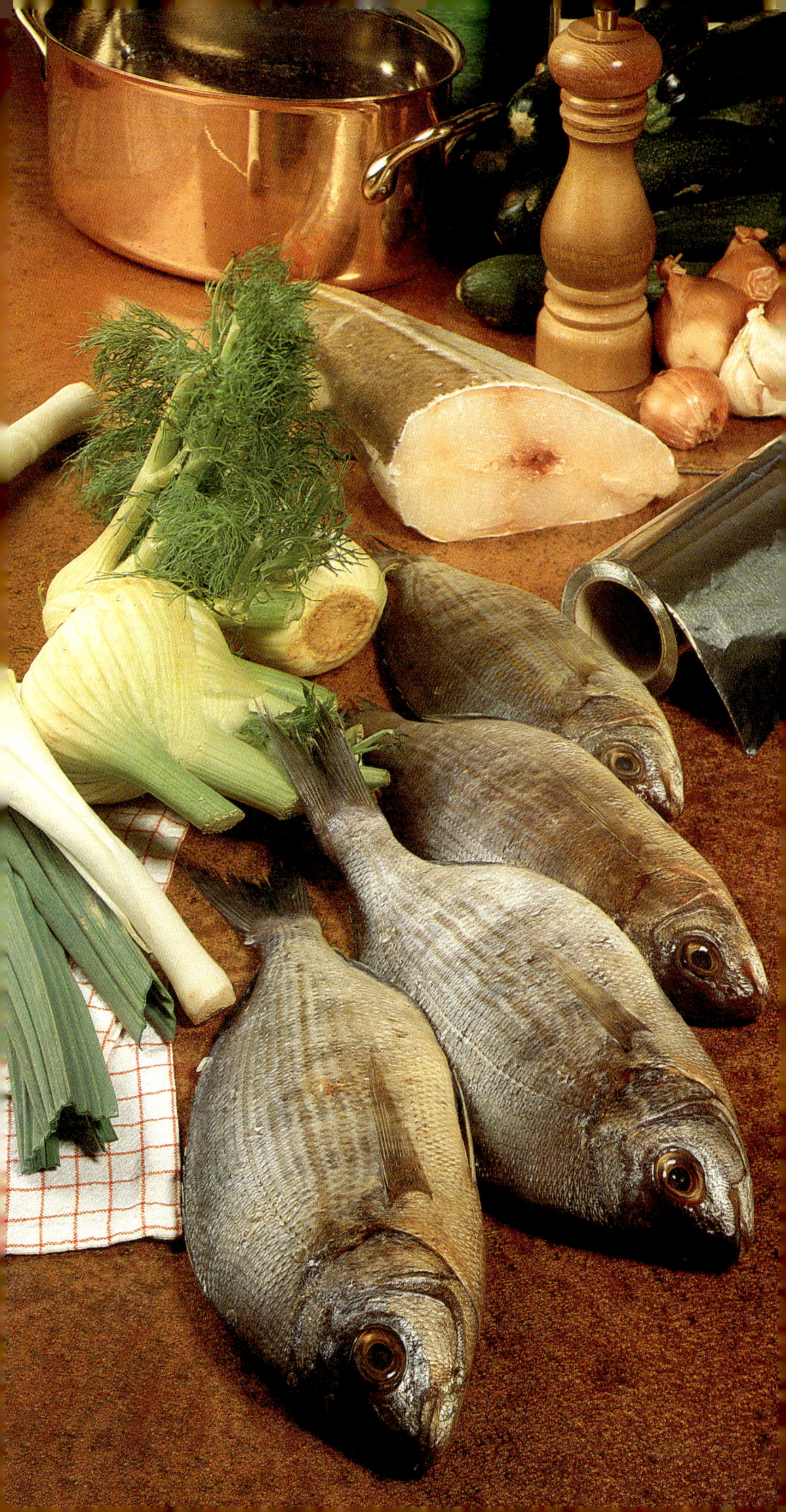

Langouste farcie

Prép. : 30 mn. Cuiss. : 20 mn.

4 personnes. 250 cal./pers.

1 langouste ou 2 (1,5 kg.) / 100 g. de champignons de Paris / Persil / 1 cuillerée à soupe de cognac / 20 g. de beurre / Sel, poivre / Court-bouillon : 2 carottes, 1 oignon, 1 gousse d'ail, 1 branche de thym, 1 feuille de laurier.

Préparer un court-bouillon avec carottes, oignon, ail, thym, laurier, sel, poivre.

Y faire cuire la langouste 15 minutes.

Après refroidissement, la couper en deux et retirer toute la chair.

Couper les champignons en fines lamelles, y ajouter le persil haché, puis le beurre fondu. Saler, poivrer.

Mélanger cette préparation à la chair de langouste hachée.

Garnir la langouste, arroser de cognac, et faire gratiner au gril 5 minutes.

Lotte à l'impériale

Prép. : 15 mn. Cuiss. : 1 h.

10 personnes. 280 cal./pers.

1 kg. de lotte / 5 œufs / 1 petite boîte de concentré de tomates / 2 cuillerées à soupe de crème / Sel, poivre.

Faire cuire la lotte à la vapeur (autocuiseur), puis l'émietter grossièrement à la fourchette ; la placer dans un moule à cake.

Mélanger les œufs entiers, le concentré de tomates, la crème, sel et poivre.

Verser le mélange dans le moule contenant la lotte.

Faire cuire au bain-marie (dans un autre moule à cake plus grand) 1 heure, th. 4.

Servir chaud ou froid.

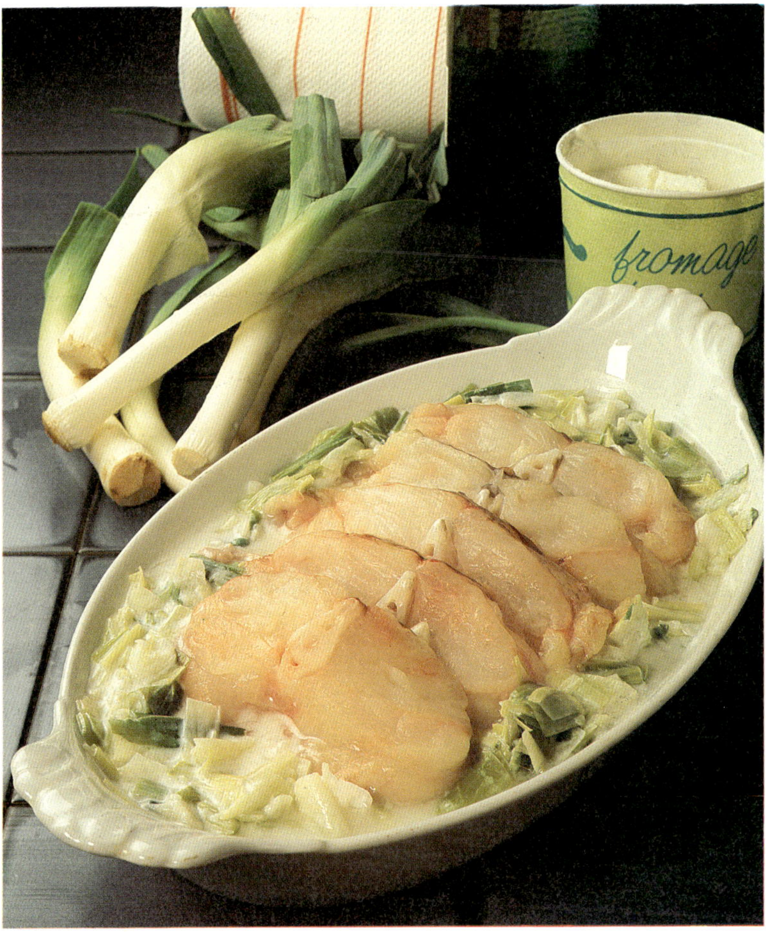

Lotte aux poireaux

Prép. : 5 mn. Cuiss. : 15 mn.

4 personnes. 250 cal./pers.

1 kg. de poireaux en julienne / 600 g. de lotte / 1 verre de vin blanc / 2 cuillerées à soupe de fromage blanc à 20 %.

Blanchir les poireaux dans de l'eau bouillante salée pendant 10 minutes. Les retirer, les égoutter, les mélanger au fromage blanc et au vin blanc.

Placer les tranches de lotte dans un plat allant au four, nappé de poireaux et faire cuire à four moyen 15 minutes.

Merlans panés

Prép. : 5 mn. Cuiss. : 10 mn.

4 personnes. 220 cal./pers.

4 merlans / 2 cuillerées à soupe de chapelure / 1 cuillerée à soupe de crème / Persil haché / Sel, poivre.

Napper les merlans de crème, puis les passer dans la chapelure assaisonnée de sel, poivre et persil.

Faire cuire les merlans sous le gril 10 minutes.

Rouleaux de poisson

Prép. : 10 mn. Cuiss. : 15 mn.

4 personnes. 220 cal./pers.

4 filets de 150 g. / 1 boîte de crevettes / 1 boîte de crabe / 1 cuillerée à café de crème / 2 échalotes / Citrons / Sel.

Mélanger le crabe, les crevettes, la crème. Assaisonner avec échalotes émincées, sel, poivre. Rouler les filets avec la farce et les maintenir avec un pic.

Tapisser le fond d'un plat allant au four de rondelles de citron et disposer les rouleaux de poisson sur ce lit.

Faire cuire au four 15 minutes (th. 6).

Concombres farcis au poisson

Prép. : 10 mn. Cuiss. : 15 mn.

4 personnes. 200 cal./pers.

4 concombres / 200 g. de poisson / 2 œufs / 2 cuillerées à café de chapelure / 1 citron.

Blanchir les concombres dans une eau bouillante salée 10 minutes, puis les couper en deux pour les creuser.

Couper le poisson en morceaux, les mélanger aux œufs. Assaisonner. Ajouter la chair de concombre hachée.

Farcir les concombres de ce mélange, les saupoudrer de chapelure et les faire cuire au four sur des rondelles de citron 15 minutes, th. 6.

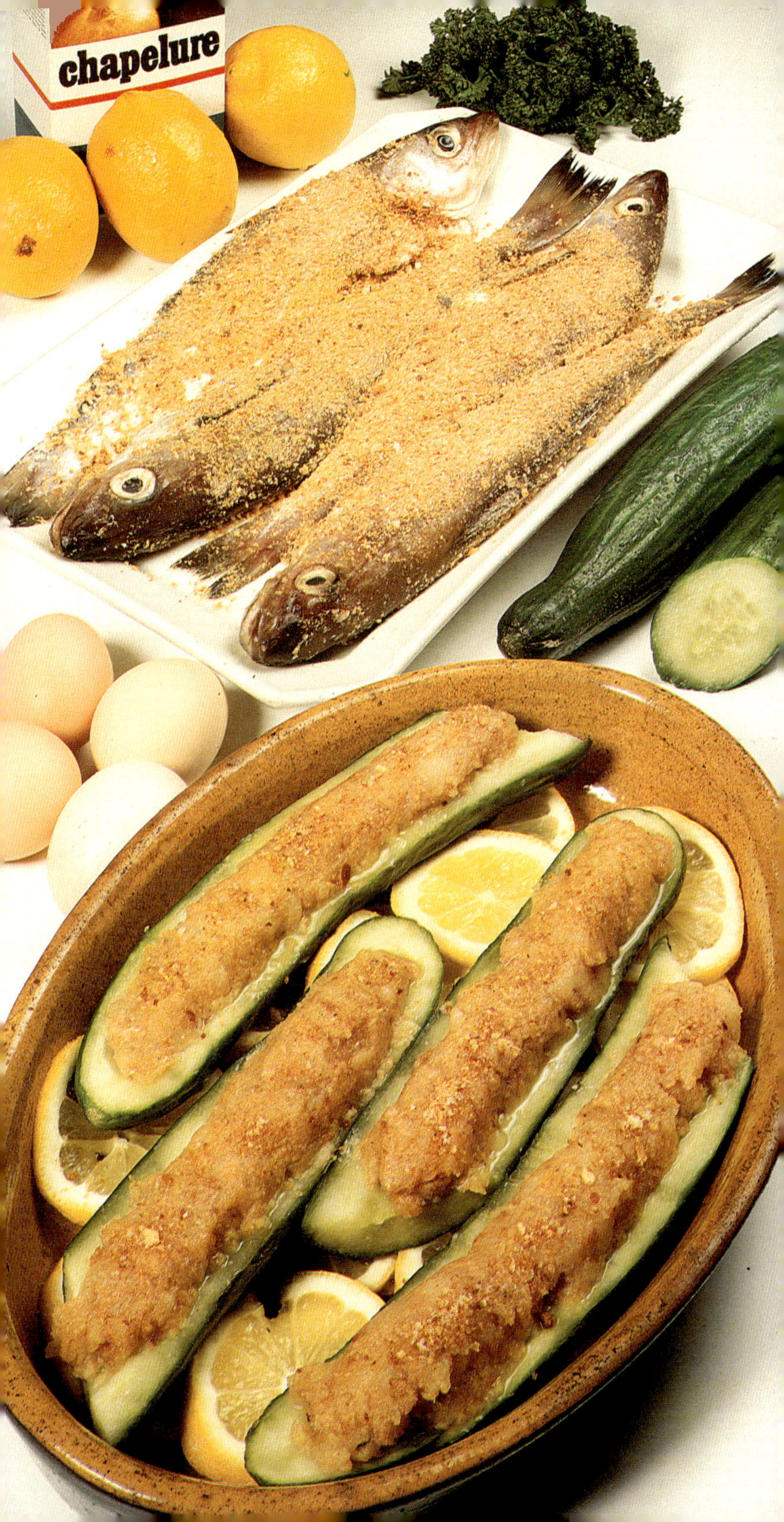
chapelure

Saumonette provençale

Prép. : 10 mn. Cuiss. : 30 mn.

4 personnes. 220 cal./pers.

600 g. de saumonette / 1 kg. de tomates / 2 gros oignons / 1 poivron rouge / Safran.

Dans une poêle faire saisir le poivron en fines lamelles, puis les tomates en morceaux et l'oignon mixé 10 minutes.

Ajouter la saumonette en morceaux, sel, poivre, safran.

Laisser cuire 20 minutes à feu doux.

Darne de saumon à la julienne de carottes

Prép. : 5 mn. Cuiss. : 25 mn.

4 personnes. 300 cal./pers.

4 tranches de saumon / 1 kg. de carottes / 3 cuillerées à soupe de fromage blanc à 20 %.

Râper finement les carottes et les cuire à l'étouffée 10 minutes. Ajouter le saumon, le fromage blanc. Faire cuire 15 minutes.

Homard à l'américaine

Prép. : 15 mn. Cuiss. : 50 mn.

4 personnes. 250 cal./pers.

1 homard de 1 kg. / 1 petit verre d'eau-de-vie / 3 ou 4 tomates / Sel, poivre / Safran / 1 cuillerée à soupe d'huile.

Couper le homard encore vivant en tranches et les faire revenir immédiatement dans l'huile chaude.

Ajouter l'eau-de-vie et faire flamber.

Peler les tomates, les mixer et les ajouter au homard.

Assaisonner avec sel, poivre et une pincée de safran. Couvrir. Laisser cuire à feu doux 45 minutes en arrosant légèrement d'eau si nécessaire.

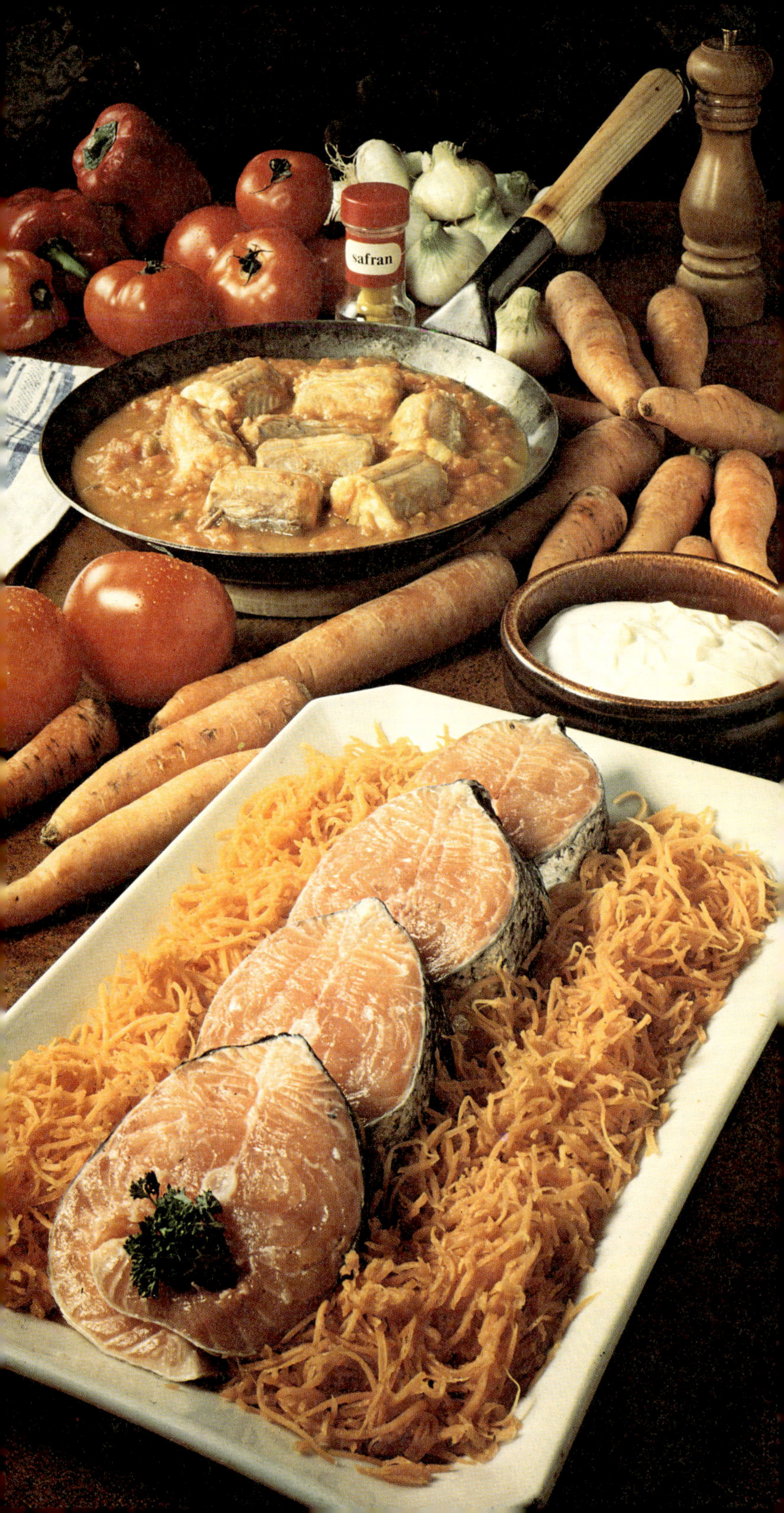
safran

Thon aux bulbes de fenouil

Prép. : 10 mn. Cuiss. : 30 mn.

4 personnes. 320 cal./pers.

4 tranches de thon de 120 g. / 4 bulbes de fenouil / 1 oignon / 1 cuillerée à soupe d'huile d'olive / 1 verre d'eau.

Dans une cocotte bien chaude faire blondir l'oignon en ajoutant peu à peu l'huile d'olive.

Ajouter les tranches de thon et les faire saisir.

Ajouter le fenouil en petits morceaux, sel, poivre. Laisser cuire 30 minutes.

Turbot au vin blanc

Prép. : 5 mn. Cuiss. : 30 mn.

4 personnes. 200 cal./pers.

1 turbot de 1 kg. / 1/2 lit. de vin blanc / Sel, poivre / 1 branche de fenouil.

Disposer le turbot dans un plat allant au four, avec le fenouil.

Le couvrir de vin blanc et assaisonner.

Faire cuire 30 minutes à four moyen.

Truite de mer au fenouil

Prép. : 5 mn. Cuiss. : 15 mn.

4 personnes. 220 cal./pers.

4 tranches de truite de mer / 5 tomates / 3 gousses d'ail / 1 citron / 1 cuillerée à soupe d'huile d'olive / 1 branche de fenouil / Sel, poivre.

Dans une poêle verser le jus de citron et y faire cuire, à feu très doux, la truite de mer (couvrir).

Mixer les tomates crues avec l'ail, le fenouil et l'huile d'olive. Saler, poivrer.

Napper le poisson de ce rougail (cru) et consommer.

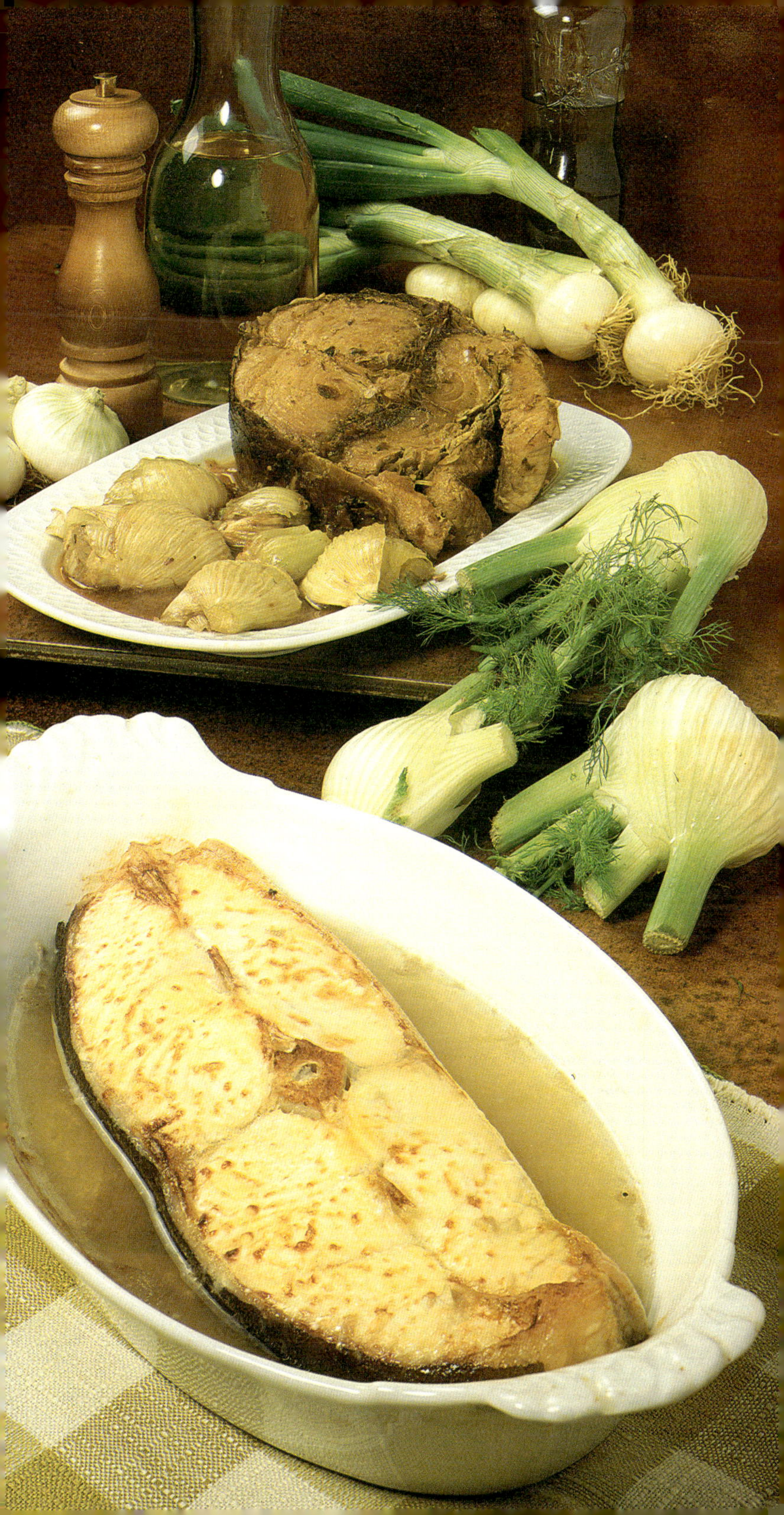

Brochet à la crème d'oignons

Prép. : 5 mn. Cuiss. : 15 mn.

4 personnes. 200 cal./pers.

4 tranches de brochet / 3 oignons / 3 gousses d'ail / 20 g. de beurre / 1 jus de citron / 1 verre de vin blanc / Sel, poivre.

Mixer les oignons et l'ail, et faire dorer cette purée dans le beurre fondu, en arrosant de jus de citron. Saler, poivrer.

Dans une poêle, verser le vin blanc et y faire cuire les tranches de poisson, en couvrant, 10 minutes. Saler, poivrer.

Servir les tranches de poisson avec la purée d'oignons.

Filets de carpe au beurre

Prép. : 15 mn. Cuiss. : 40 mn.

4 personnes. 220 cal./pers.

4 filets de carpe / 2 jaunes d'œufs / 20 g. de beurre (fondu) / Estragon / Court-bouillon : 1 carotte, 1 poireau, 1 oignon, 1 citron, 1 branche d'estragon, 1 lit. d'eau / Sel, poivre.

Préparer le court-bouillon et le faire bouillir 20 minutes.

Y faire pocher les filets (eau frémissante) 8 minutes.

Parallèlement, prélever 1 louche de court-bouillon et la verser lentement dans un petit récipient placé au bain-marie, contenant les jaunes d'œufs battus, en remuant sans cesse jusqu'à l'obtention d'un mélange crémeux.

Hors feu, incorporer le beurre fondu, sel, poivre et estragon et servir avec les filets de carpe.

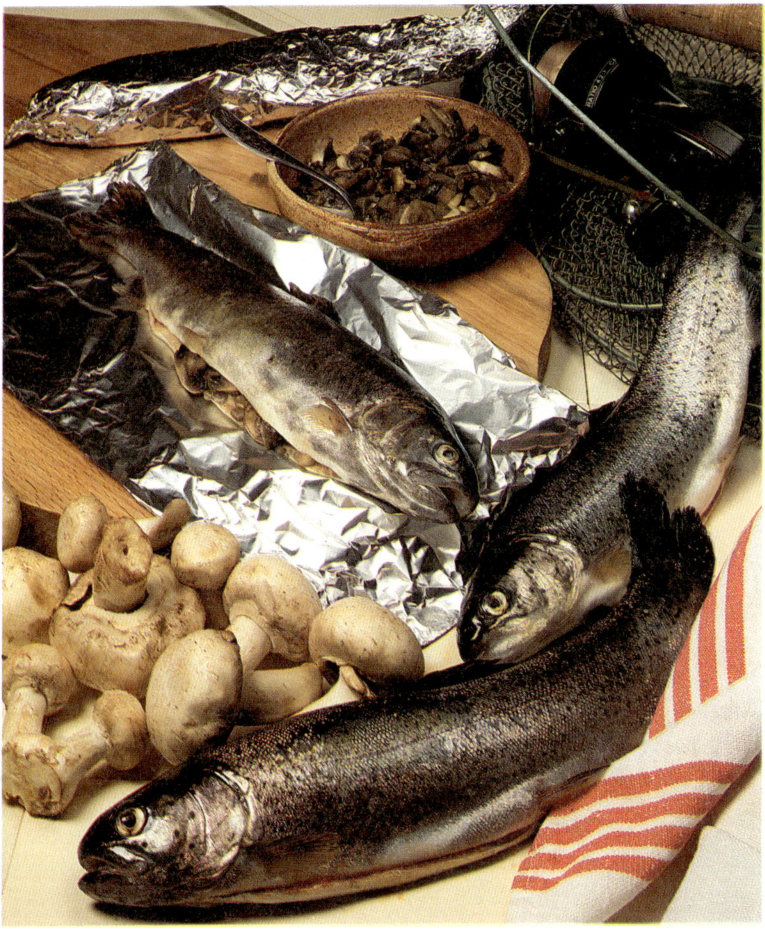

Truites farcies en papillote

Prép. : 10 mn. Cuiss. : 20 mn.

4 personnes. 180 cal./pers.

4 truites de 150 g. / 1 cuillerée à café de crème fraîche / 100 g. de champignons de Paris / 1 pointe de couteau de curry / Sel, poivre.

Mélanger les champignons émincés, la crème, assaisonner.
Farcir les truites et les arroser de jus de citron.
Placer les truites dans des papillotes (feuilles d'aluminium) et laisser cuire à four moyen 20 minutes.

Lapin en papillote

Prép. : 5 mn. Cuiss. : 45 mn.

4 personnes. 200 cal./pers.

1 lapin de 1 kg. / 1 verre de moutarde / Laurier / Sel, poivre / 2 tomates.

Couper le lapin en morceaux et l'enduire de moutarde.

En papillotes individuelles placer une tranche de tomate, une feuille de laurier, un morceau de lapin, sel, poivre.

Faire cuire à four moyen (th. 7) 45 minutes.

Lapin à la Dijonnaise

Prép. : 15 mn. Cuiss. : 50 mn.

4 personnes. 280 cal./pers.

1 lapin de 1 kg. / 1 gros oignon / 2 cuillerées à soupe de moutarde / 500 g. de tomates / 1 kg. de carottes / 1/2 verre de vin blanc sec / Sel, poivre / Laurier.

Dans une marmite à fond épais faire blondir l'oignon en ajoutant peu à peu le vin blanc, puis y faire rissoler le lapin en morceaux.

Ajouter les tomates, les carottes, sel, poivre, laurier.

Délayer la moutarde dans la préparation.

Laisser cuire 45 minutes.

Lapin aux champignons

Prép. : 10 mn. Cuiss. : 50 mn.

4 personnes. 260 cal./pers.

1 kg. de lapin / 1 kg. de champignons / 1 gros oignon / 1 verre de vin blanc sec / Sel, poivre / Persil.

Dans le fond d'une casserole bien chaude, faire blondir l'oignon émincé en ajoutant peu à peu le vin blanc.

Y faire dorer les morceaux de lapin.

Ajouter ensuite les champignons lavés, émincés, le sel, le poivre, le persil, et laisser cuire 45 minutes.

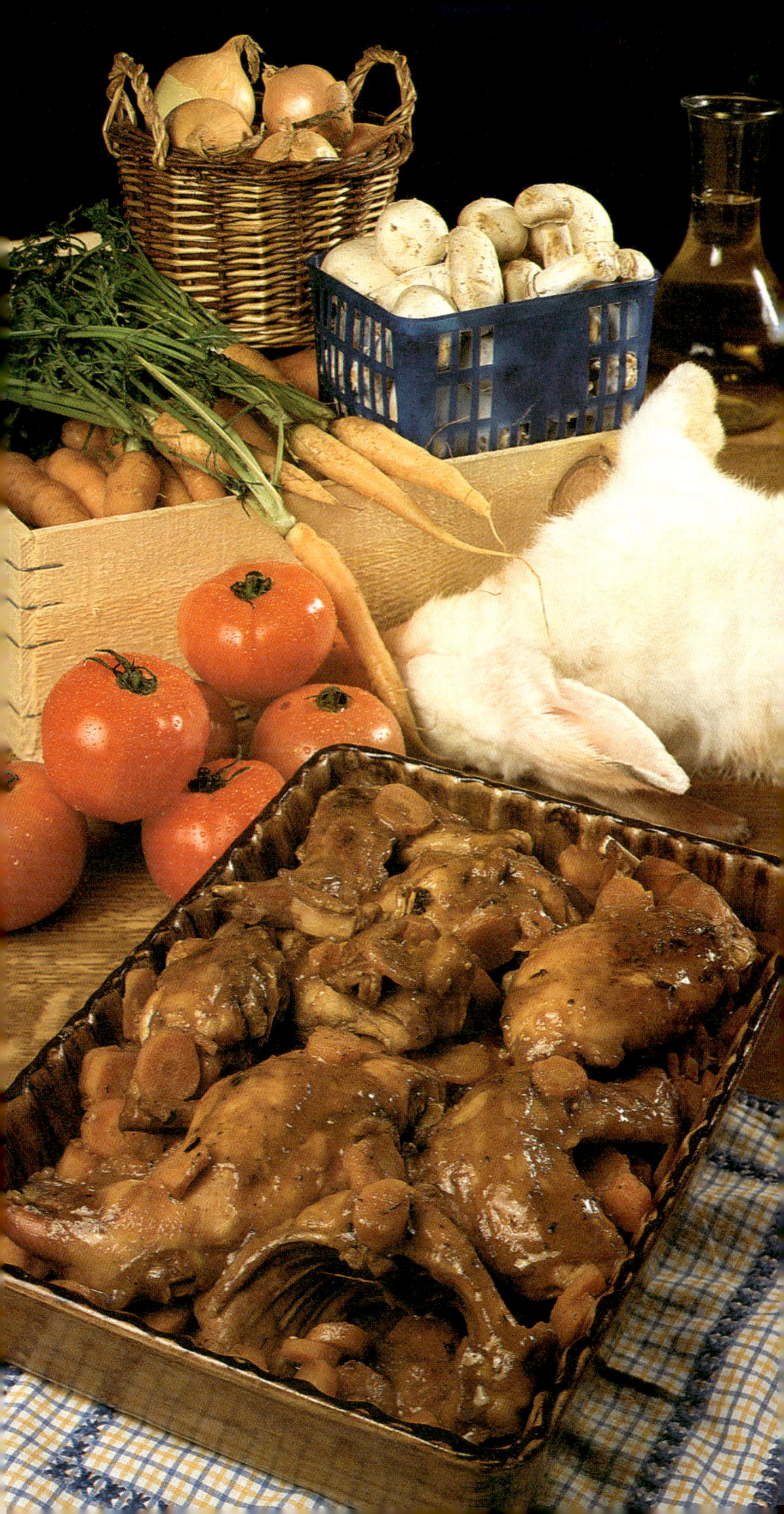

Poule à l'estragon ✗ ∞

Prép. : 15 mn. Cuiss. : 1 h 10 mn.

4 personnes. 380 cal./pers.

1 poule de 1 kg. environ / 1/2 lit. d'eau / 1 kg. de carottes / Sel, poivre / Estragon / 1 citron.

Dans l'eau bouillante ajouter l'assaisonnement et les carottes en rondelles. Laisser cuire 10 minutes.

Ajouter la poule en morceaux et laisser cuire à nouveau 1 heure à feu doux.

Servir la poule, arrosée d'un jus de citron, avec les carottes.

Poulet au vinaigre ✗ ∞

Prép. : 10 mn. Cuiss. : 5 mn.

4 personnes. 200 cal./pers.

1 poulet / 1 lit. de vinaigre de vin / 1 oignon / Ail / 2 échalotes.

Couper le poulet en morceaux et retirer la peau.

Placer les morceaux de poulet dans un plat en terre ou en verre et les couvrir entièrement de vinaigre.

Ajouter à cette marinade thym, laurier, oignon, ail, échalotes et laisser le plat toute une nuit au réfrigérateur.

Le lendemain matin, retirer le poulet du vinaigre et le laisser égoutter. Faire griller les morceaux de poulet pendant 10 minutes.

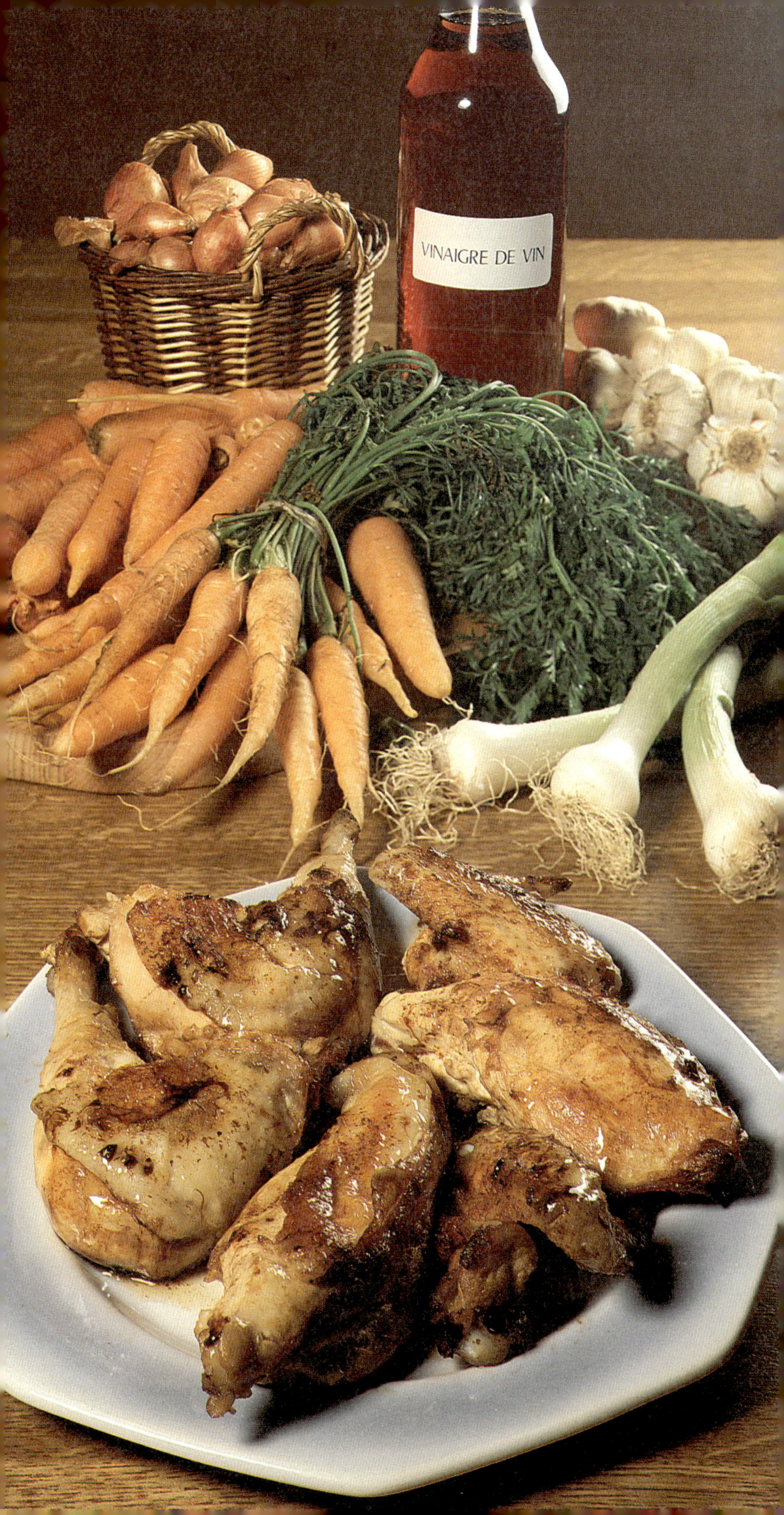
VINAIGRE DE VIN

Poulet basquaise

Prép. : 15 mn. Cuiss. : 50 mn.

4 personnes. 300 cal./pers.

1 poulet de 1 kg. / 3 gros poivrons verts / 500 g. de tomates / 3 gousses d'ail / 1 bouillon cube / 1 gros oignon / Sel, poivre.

Faire blondir l'oignon en ajoutant peu à peu 1/2 verre d'eau.

Ajouter le poulet en morceaux et le faire dorer.

Ajouter ensuite les poivrons en lamelles, les tomates en morceaux, le bouillon cube. Assaisonner avec sel, poivre, ail et laisser cuire 45 minutes.

Poulet à la crème d'ail

Prép. : 5 mn. Cuiss. : 45 mn.

4 personnes. 250 cal./pers.

1 poulet / 6 gousses d'ail / 1/4 lit. de gelée / Estragon / Sel, poivre.

Préparer le poulet, l'assaisonner avec sel, poivre, estragon, le disposer dans un plat allant au four avec la gelée et les gousses d'ail. Faire cuire à four moyen 45 minutes.

A la fin de la cuisson, écraser les gousses d'ail et les mélanger au jus. Napper le poulet et servir très chaud.

Poulet au citron

Prép. : 5 mn. Cuiss. : 30 mn.

4 personnes. 200 cal./pers.

1 poulet / 1 citron / 1 gousse d'ail.

Couper le poulet en morceaux et frotter ceux-ci avec le citron coupé en deux.

Les faire cuire sous le gril du four 30 minutes.

A la fin de la cuisson presser l'ail sur les morceaux de poulet et le laisser dans le four éteint pendant 5 minutes.

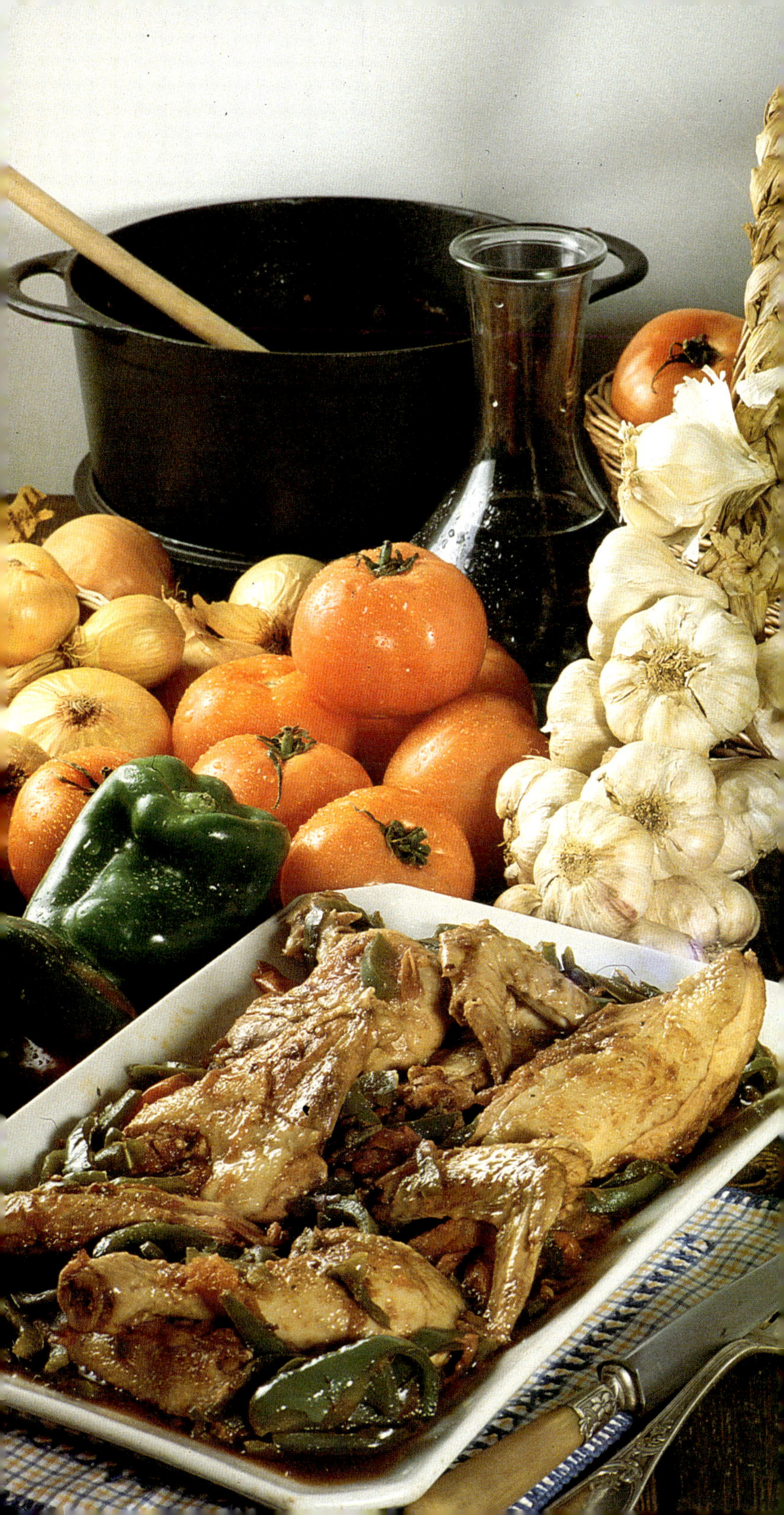

Poulet à la diable

Prép. : 10 mn. Cuiss. : 45 mn.

4 personnes. 180 cal./pers.

1 poulet / 2 cuillerées à soupe de concentré de tomates / Sel, poivre / Piment de Cayenne.

Couper le poulet en deux. L'aplatir.

Tartiner chaque moitié avec le concentré de tomates additionné d'une cuillerée à soupe d'eau et assaisonné.

Tapisser la plaque du four de papier d'aluminium, y déposer les moitiés de poulet. Faire cuire au four 45 minutes.

Poulet au gingembre

Prép. : 10 mn. Cuiss. : 40 mn.

4 personnes. 250 cal./pers.

1 poulet de 1 kg. / 2 yaourts nature / 1 cuillerée à café de gingembre / 1 œuf entier / 1 cuillerée à soupe de crème / Sel, poivre.

Faire chauffer les yaourts pendant 10 minutes à feu doux.

Ajouter le poulet en morceaux, le gingembre râpé, sel, poivre, et laisser cuire 30 minutes.

Retirer le poulet et faire la liaison en ajoutant, hors feu, dans le jus obtenu, la crème et l'œuf préalablement battus.

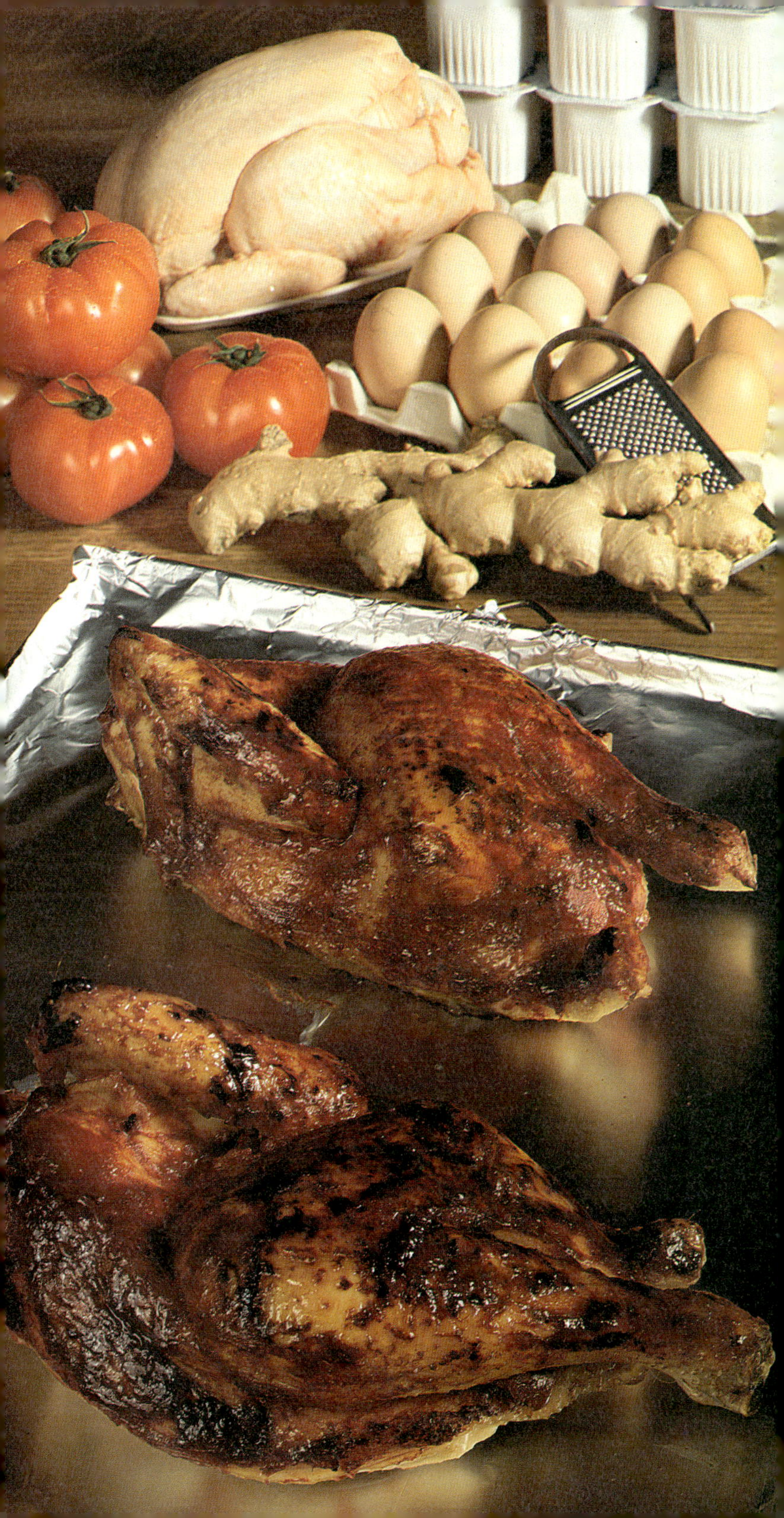

Escalopes de dinde aux pommes

✕ ○

Prép. : 5 mn. Cuiss. : 15 mn.

4 personnes. 300 cal./pers.

4 escalopes de dinde / 3 pommes / 1/2 lit. de vin rouge / 1 oignon / Sel, poivre.

Dans un plat allant au four, disposer les escalopes de dinde, l'oignon en lamelles, les pommes en morceaux. Couvrir de vin rouge. Ajouter sel, poivre.

Laisser cuire à four moyen 15 minutes.

Escalopes de dinde panées

✕ ○

Prép. : 10 mn. Cuiss. : 10 mn.

4 personnes. 250 cal./pers.

4 escalopes de dinde / 2 cuillerées à soupe de chapelure / 1 œuf / 1 citron / Sel, poivre.

Râper finement le zeste du citron, puis le couper en 2 et frotter, avec chaque moitié, les escalopes de dinde.

Tremper les escalopes dans l'œuf battu, puis dans la chapelure mêlée au zeste de citron râpé. Saler, poivrer.

Placer les escalopes dans un plat allant au four et les faire cuire à four doux (th. 5) 10 minutes.

Soufflé de foies de volaille

✕✕ ○○

Prép. : 10 mn. Cuiss. : 30 mn.

4 personnes. 90 cal./ramequin

300 g. de foies de volaille / 2 œufs / 1/4 lit. de lait 1/2 écrémé / 1 gousse d'ail / Persil / Sel, poivre.

Mixer les foies de volaille crus, les mélanger avec les jaunes d'œufs, le lait, sel, poivre, ail, persil. Y mêler les blancs d'œufs en neige.

Faire cuire la préparation dans des ramequins au bain-marie, au four th. 7, pendant 30 minutes. Servir les soufflés immédiatement.

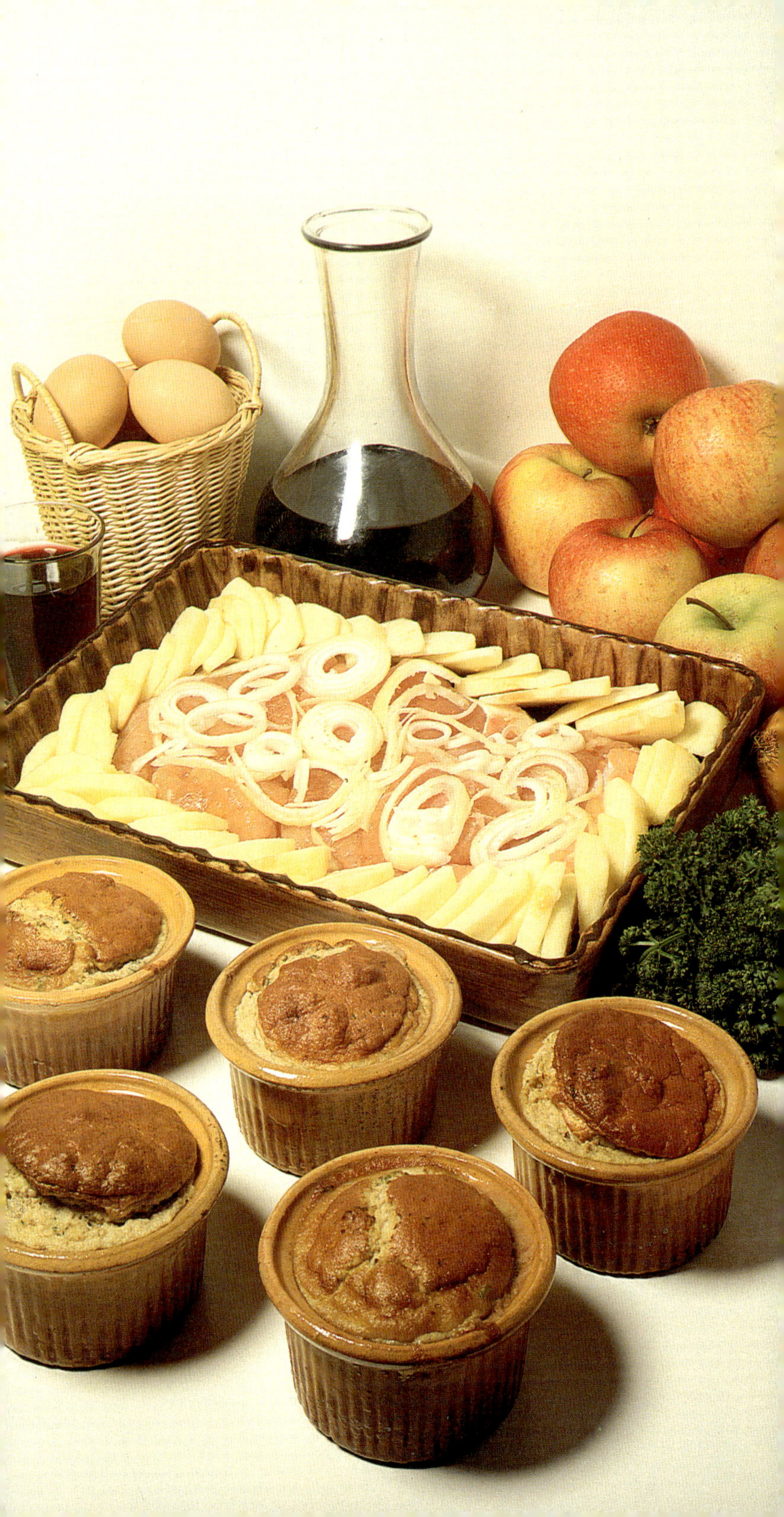

Pintade à la choucroute

Prép. : 15 mn. Cuiss. : 1 h 05 mn.

4 personnes. 430 cal./pers.

1 pintade / 1 lit. de bière / 1 kg. de choucroute cuite au naturel / Sel, poivre / Coriandre.

La veille, découper la pintade et la laisser mariner pendant la nuit avec sel, poivre, coriandre dans la bière.

Le lendemain, faire cuire l'ensemble 45 minutes à feu doux, sans couvercle. Ajouter ensuite la choucroute et laisser cuire à nouveau 20 minutes.

Cailles aux champignons

Prép. : 15 mn. Cuiss. : 1 h.

4 personnes. 200 cal./pers.

4 cailles / 1 kg. de champignons / 1 tranche de pain de mie / 6 cl. de lait / Sel, poivre / Persil / 15 cl. de vin blanc.

Laver et couper les champignons. En prélever 200 g. que l'on mixe avec le pain de mie, le sel, le lait. Ajouter le persil.

Vider les cailles, puis les farcir avec le mélange précédent.

Dans un plat allant au four placer les cailles, le reste de champignons, 1 verre de vin blanc. Cuire 1 heure au four.

Faisan aux pommes

Prép. : 15 mn. Cuiss. : 1 h.

4 personnes. 450 cal./pers.

1 faisan / 6 pommes / 2 pommes de terre / 20 g. de beurre / 2 verres de vin blanc.

Faire fondre le beurre et y dorer les morceaux de faisan. Déglacer au vin, saler, poivrer, ajouter les pommes et les pommes de terre en fines tranches.

Laisser cuire 1 heure à feu doux en remuant souvent (ajouter de l'eau si nécessaire). Servir le faisan avec la purée pommes - pommes de terre légèrement caramélisée.

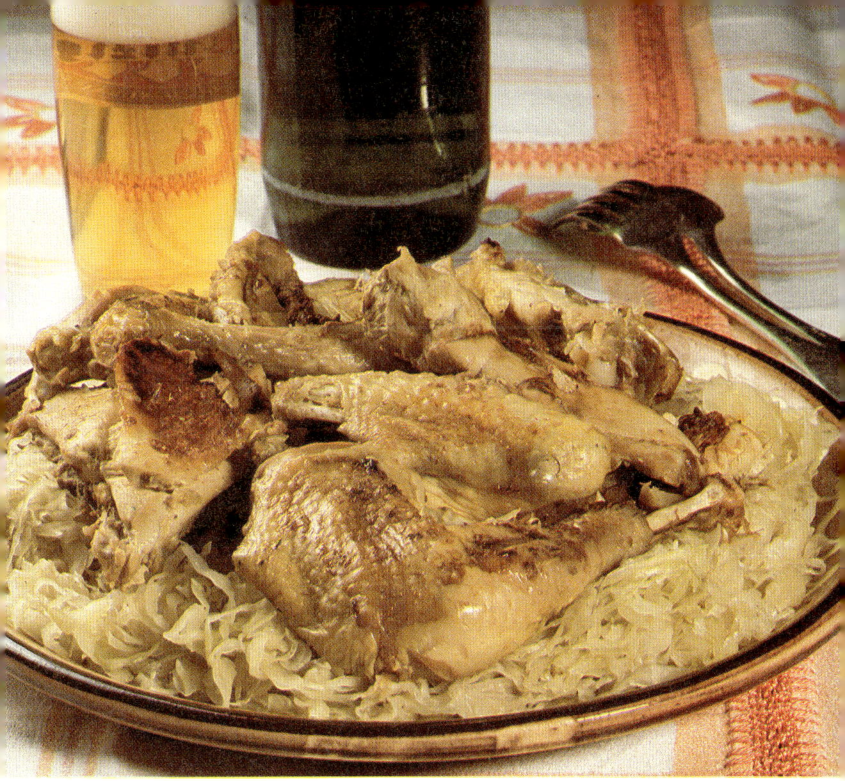

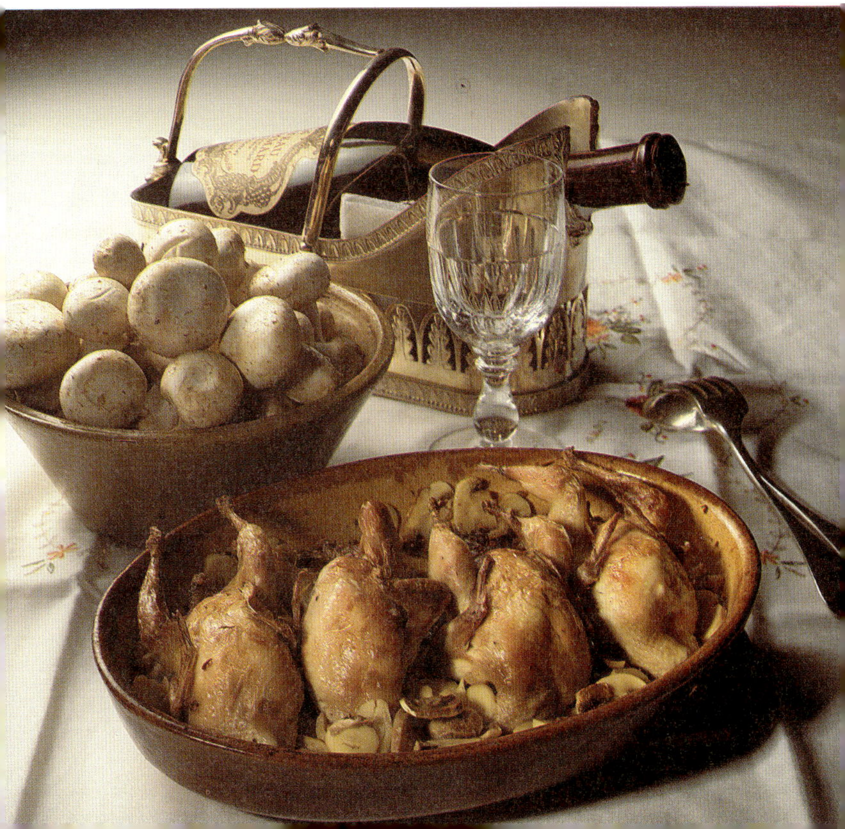

Terrine blanche

Prép. : 20 mn. Cuiss. : 1 h 10 mn.

6 personnes. 300 cal./pers.

500 g. de veau / 500 g. de chair de poulet / 4 œufs / 2 cuillerées à soupe de crème fraîche / 200 g. de pointes d'asperges.

Mouliner la viande de veau et de poulet.

Faire cuire les asperges à l'eau bouillante salée 10 minutes.

Mélanger le hachis de viande avec les œufs et la crème fraîche. Assaisonner.

Verser la préparation dans un moule à cake par couche en alternant avec une couche de pointes d'asperges et faire cuire au bain-marie 1 heure à feu doux (th. 5).

Fromage de tête

Prép. : 20 mn. Cuiss. : 1 h.

4 personnes. 200 cal./pers.

1 langue de veau de 300 g. / 200 g. de joue de bœuf / 1/2 lit. de gelée / 3 carottes / 3 oignons.

Faire cuire la langue et la joue de bœuf dans 1 lit. d'eau avec les oignons et les carottes, puis les couper en rondelles (1 heure en autocuiseur).

Disposer dans la terrine une couche de joue, une couche de langue. Alterner tranches d'oignons et rondelles de carottes.

Pendant ce temps, faire chauffer la gelée pour qu'elle fonde et la couler dans la terrine. Laisser refroidir la terrine 3 heures au réfrigérateur.

On peut avec la même recette réaliser d'autres préparations avec carottes et œufs durs : 1 kg. de carottes, 5 œufs, gelée. Mettre dans le moule une purée de carottes assaisonnée (persil, ail ou cerfeuil) et les 5 œufs durs dispersés. Couler la gelée et laisser refroidir 3 heures. Démouler et servir en tranches, garnies de tranches nettes d'œufs, très décoratives.

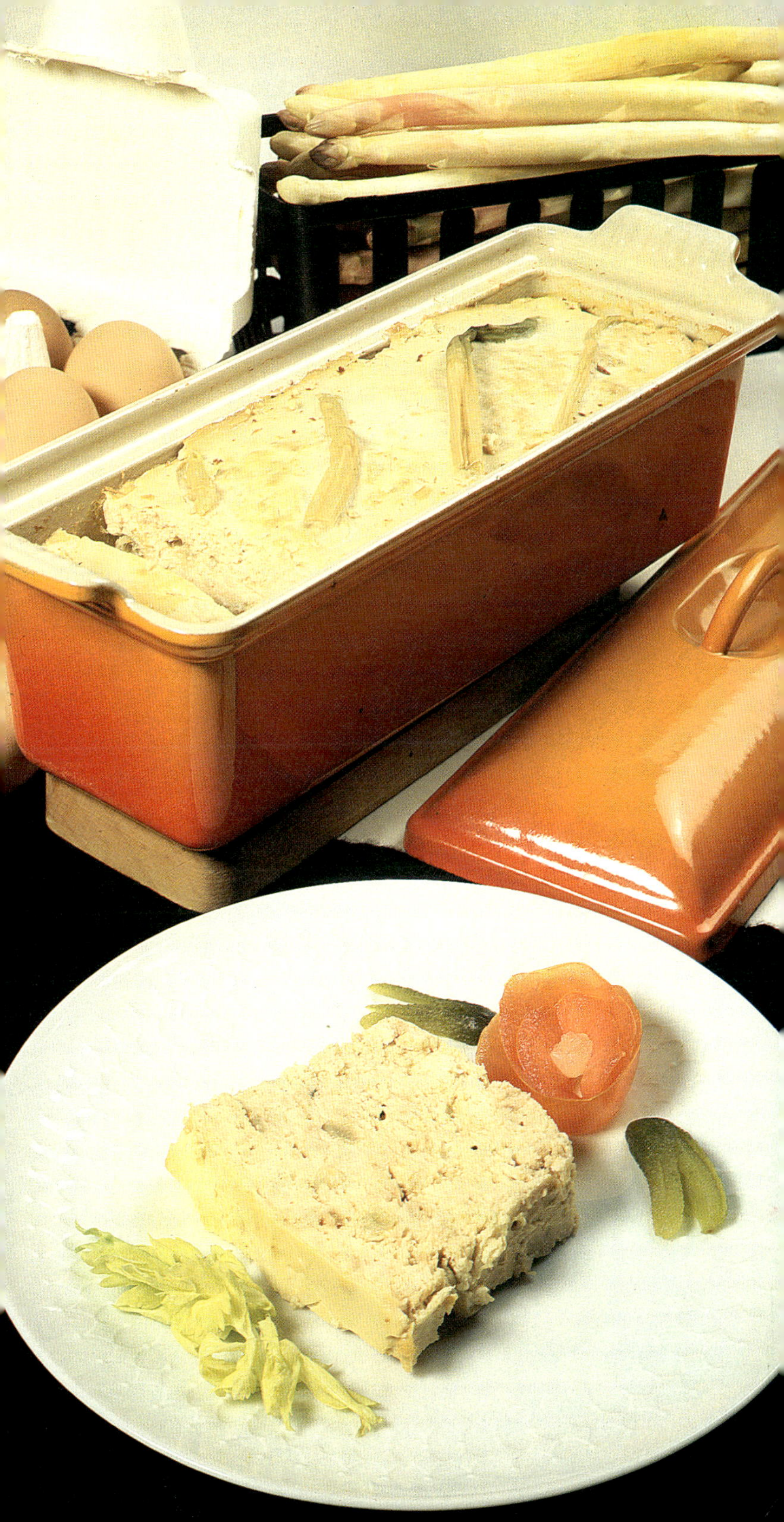

Rognons de veau au madère

Prép. : 10 mn. Cuiss. : 15 mn.

4 personnes. 300 cal./pers.

600 g. de rognons de veau / Ail / Persil / 10 g. de beurre / 2 cuillerées à soupe de madère.

Préparer les rognons et les couper en tranches.

Les faire dorer dans le beurre fondu, d'abord à feu vif, ensuite à feu doux, les laisser cuire 10 minutes après avoir ajouté sel, poivre, ail et persil.

A la fin de la cuisson, arroser de madère et flamber.

Langue de veau aux câpres

Prép. : 10 mn. Cuiss. : 1 h.

4 personnes. 350 cal./pers.

1 langue de veau de 600 g. / 1 kg. de tomates / Câpres / 8 gros oignons / Sel, poivre.

Ebouillanter la langue dans de l'eau salée et légèrement vinaigrée 30 minutes (autocuiseur). Enlever la peau.

Dans une marmite à fond épais faire blondir les oignons en ajoutant peu à peu 1/2 verre d'eau.

Ajouter les tomates pelées, sel, poivre, et les câpres ; laisser cuire 20 minutes à feu doux. Ajouter la langue égouttée et laisser cuire 30 minutes.

Foie de veau à l'orange

Prép. : 5 mn. Cuiss. : 20 mn.

4 personnes. 180 cal./pers.

4 tranches de foie / 2 oranges / 4 échalotes / 1 pointe de curry / Sel, poivre.

Dans une poêle très chaude faire blondir les échalotes en ajoutant peu à peu le jus d'une orange. Laisser mijoter 10 minutes.

Ajouter les tranches de foie et la seconde orange en tout petits dés, puis la pointe de curry, sel et poivre. Laisser cuire 10 minutes.

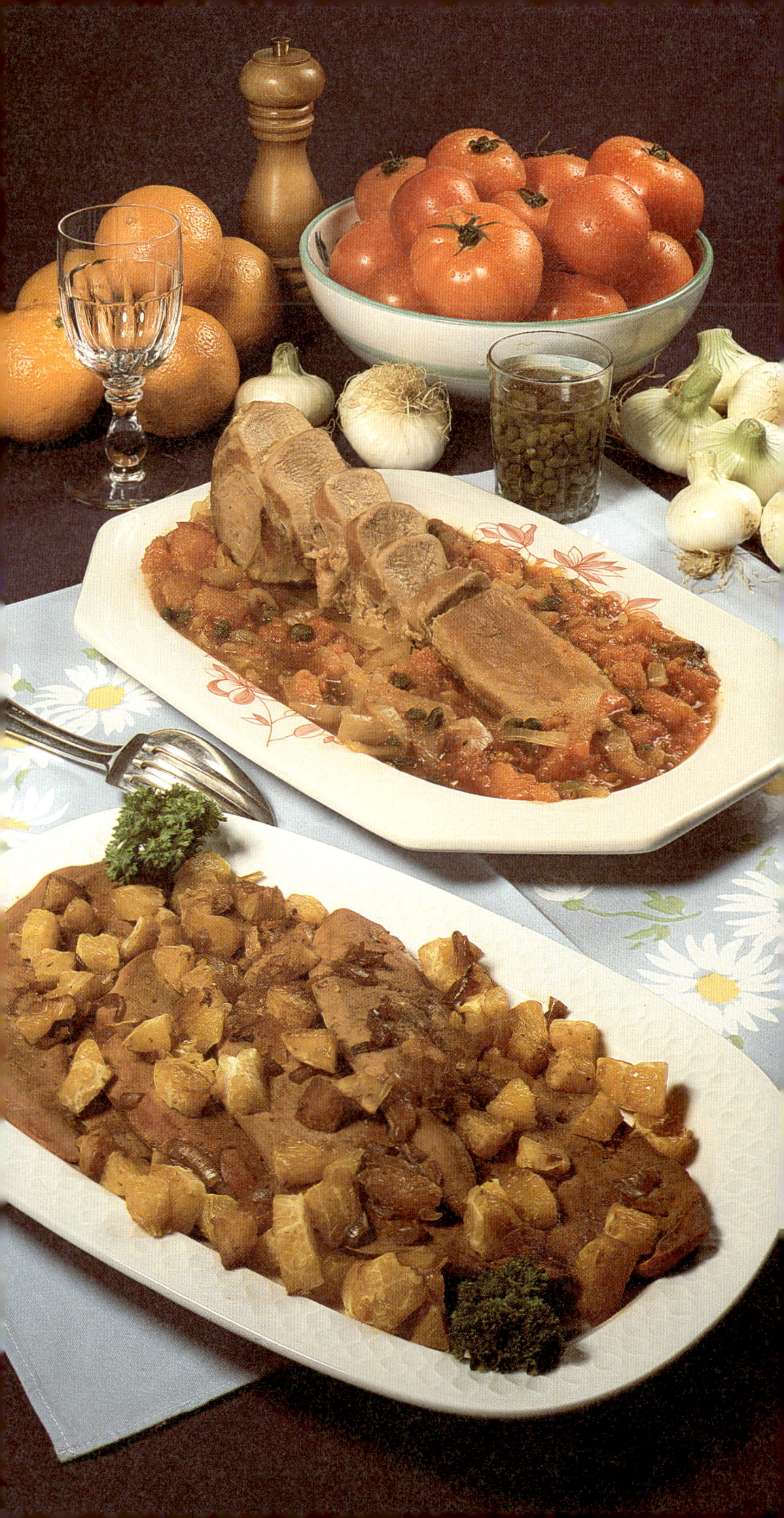

Tripes aux oignons

Prép. : 10 mn. Cuiss. : 2 h.

4 personnes. 160 cal./pers.

500 g. de tripes / 2 gros oignons / 1/4 lit. de lait entier / 15 g. de farine / Sel, poivre / Thym / Laurier / 1 cuillerée à soupe d'huile / 1 verre d'eau.

Laver les tripes et les cuire à l'eau bouillante salée 1 heure (autocuiseur). Les égoutter

Faire chauffer l'huile, y faire dorer les lamelles d'oignons, ajouter la farine, puis le lait et faire épaissir. Ajouter les tripes, mouiller d'eau, et laisser mijoter 40 minutes.

Cervelles à la Hollandaise

Prép. : 5 mn. Cuiss. : 20 mn.

4 personnes. 150 cal./pers.

4 cervelles de mouton / 2 gousses d'ail / 1 oignon / Persil / 1 verre d'eau / Sauce hollandaise / Sel, poivre.

Dans le fond bien chaud d'un récipient, faire blondir les lamelles d'oignon et d'ail. Arroser d'eau chaude. Ajouter les cervelles nettoyées, le persil, sel, poivre.

Couvrir et laisser cuire à feu doux 20 minutes.

Egoutter les cervelles et servir avec une sauce hollandaise.

Cœur aux champignons

Prép. : 5 mn. Cuiss. : 10 mn.

4 personnes. 200 cal./pers.

4 tranches de cœur / 800 g. de champignons / 2 verres de vinaigre d'échalotes / 3 échalotes / 1 cuillerée à soupe de crème fraîche / Sel, poivre.

Faire cuire les champignons à l'étouffée. Griller les tranches de cœur. Faire bouillir le vinaigre et les échalotes en morceaux 10 minutes.

Hors du feu, délayer la crème dans le vinaigre et en napper les tranches de cœur. Servir avec les champignons.

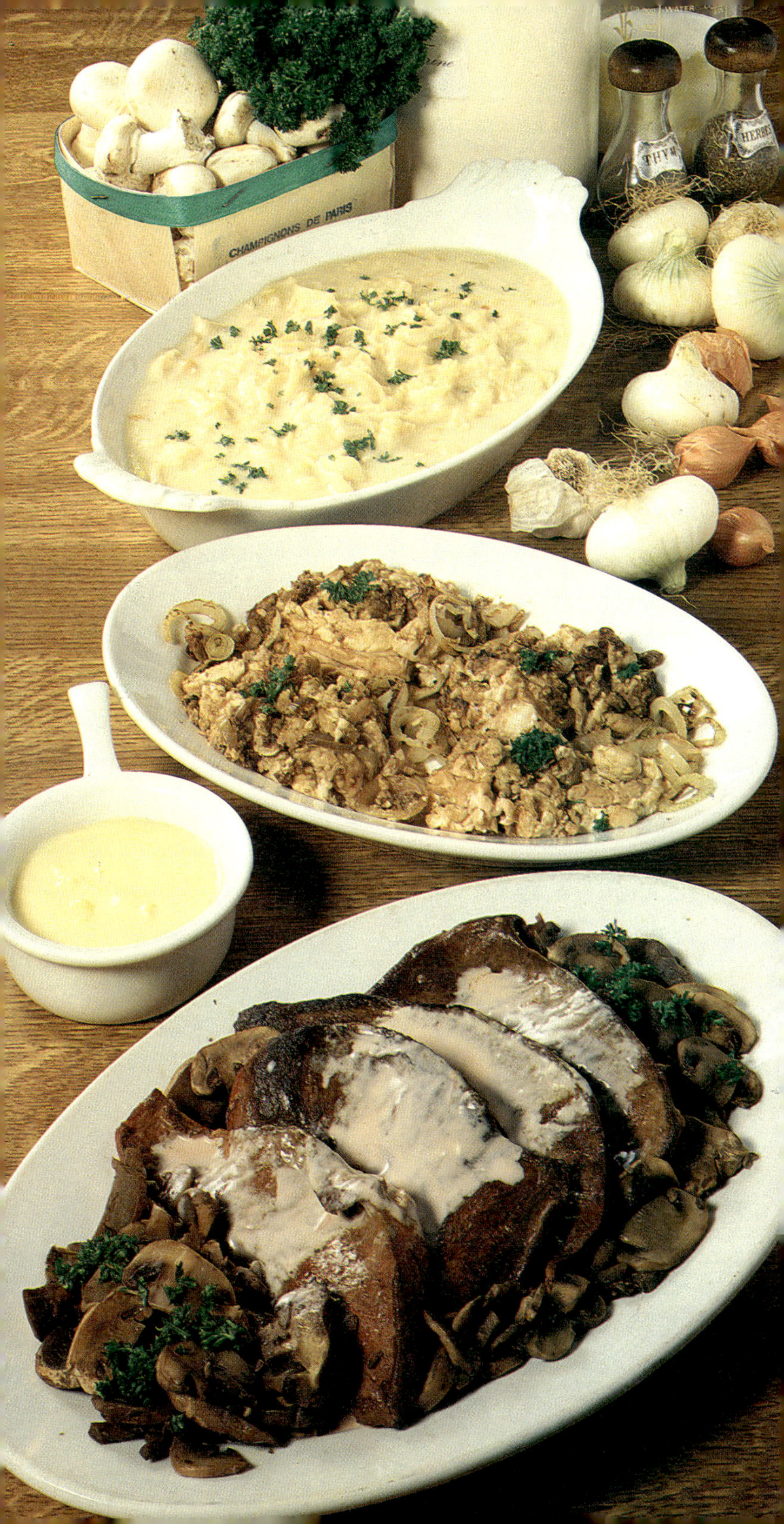
CHAMPIGNONS DE PARIS
THYM
HERBES

Pot-au-feu

Prép. : 15 mn. Cuiss. : 1 h 30 mn.

4 personnes. 450 cal./pers.

600 g. de gîte-gîte / 500 g. de carottes / 500 g. de navets / 2 gros poireaux / Thym / Laurier / Sel, poivre / 1 gousse d'ail.

Faire bouillir 1 lit. d'eau avec sel, poivre, thym, laurier.

Y ajouter la viande et laisser cuire 45 minutes.

Lorsque la viande est cuite, la retirer et dégraisser le bouillon (le laisser refroidir et enlever avec une spatule en bois la pellicule de graisse).

Ajouter dans le bouillon dégraissé les légumes (avec la viande) et laisser cuire 30 minutes.

Pot-au-feu du Nord

Prép. : 20 mn. Cuiss. : 1 h 30 mn.

4 personnes. 400 cal./pers.

500 g. de jarret de bœuf / 1 verre de cornichons / 500 g. de carottes / 2 verres de vin rouge / 1 cuillerée à soupe de farine / 1 oignon.

Faire cuire le jarret dans un court-bouillon, puis le découper en cubes (ou utiliser de la viande déjà cuite).

Faire cuire les carottes coupées en rondelles à l'eau bouillante salée.

Faire blondir dans une poêle l'oignon émincé avec 1 verre d'eau.

Ajouter les cubes de bœuf, les faire saisir, puis ajouter la farine et faire un roux, puis ajouter le vin rouge, les cornichons en rondelles, puis les carottes en rondelles.

Laisser mijoter 20 minutes.

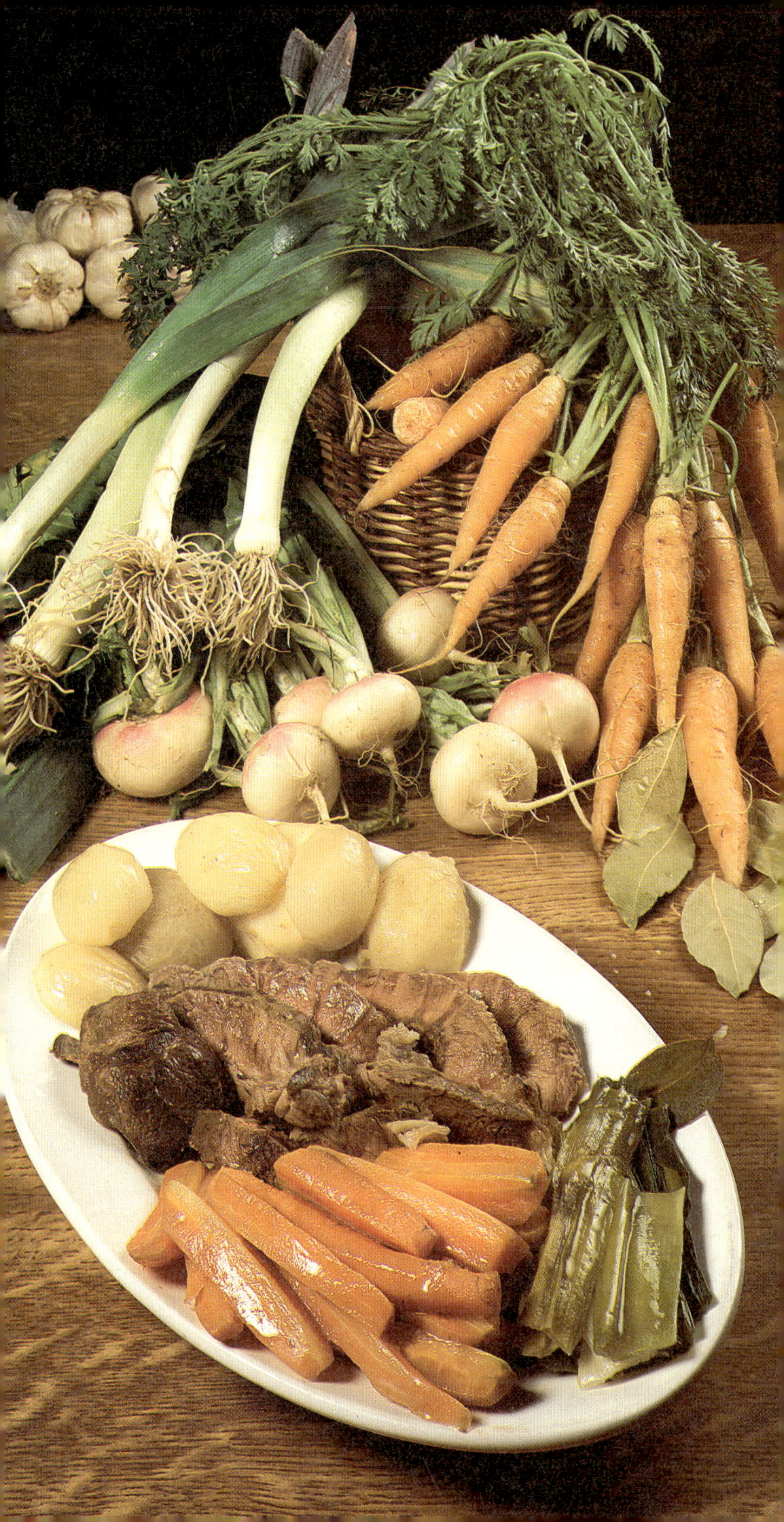

Bœuf aux carottes

Prép. : 15 mn. Cuiss. : 1 h.

4 personnes. 400 cal./pers.

500 g. de macreuse / 1 gros oignon / 1 verre de vin rouge / 1 kg. de carottes / 1 petite boîte de concentré de tomates / Thym / Laurier / Sel, poivre.

Faire chauffer à sec le fond d'une marmite.

Y ajouter l'oignon en petits morceaux. Le faire blondir et le mouiller peu à peu avec un demi-verre de vin.

Ajouter la viande en morceaux. La faire saisir.

Ajouter le concentré de tomates, les carottes, le 1/2 verre de vin restant, 2 feuilles de laurier et une branche de thym.

Saler, poivrer, et laisser cuire à feu doux 1 heure.

Bœuf réunionnais

Prép. : 20 mn. Cuiss. : 35 mn.

4 personnes. 400 cal./pers.

500 g. de bœuf à braiser / 1 boîte de germes de soja / 4 carottes / 2 verres de viandox / Poivre / Laurier / 1 cuillerée à soupe d'huile.

Découper le bœuf en très fines lamelles.

Faire revenir la viande dans l'huile chaude, puis ajouter les carottes râpées et les germes de soja.

Arroser de viandox, ne pas saler, poivrer, ajouter 3 feuilles de laurier.

Laisser mijoter, couvert, 30 minutes.

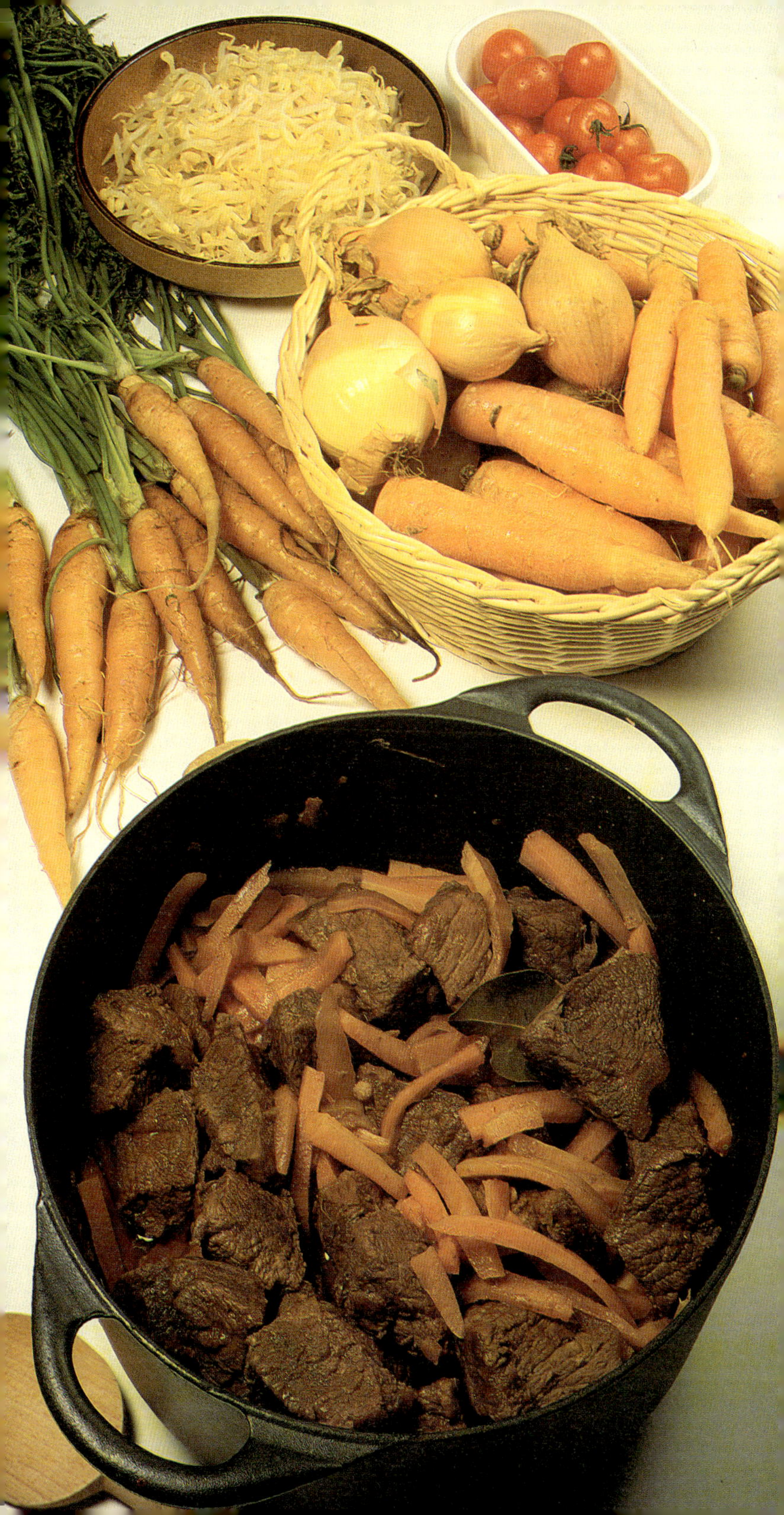

Bœuf à la ficelle

Prép. : 15 mn. Cuiss. : 1 h 30 mn.

4 personnes. 300 cal./pers.

1 rosbeef de 600 g. / 1 poireau / 2 carottes / 2 oignons / 1 branche de céleri / 4 gousses d'ail / Thym / Laurier / 1/2 verre de vinaigre / Sel, poivre.

Préparer un court-bouillon avec 2 lit. d'eau et tous les ingrédients cités et laisser mijoter, couvert, 1 heure.

Ficeler le rosbeef en faisant 3 boucles : au centre et de chaque côté, afin d'y glisser le manche d'une cuillère en bois.

Plonger le rosbeef dans le bouillon à l'aide de la cuillère en bois qui, elle, reste sur le bord du récipient. Le rosbeef doit être recouvert de bouillon, mais ne pas toucher le fond.

Laisser cuire 30 minutes pour obtenir une viande saignante à l'intérieur.

Découper la viande et la garnir avec les petits légumes du court-bouillon.

Steacks au roquefort

Prép. : 10 mn. Cuiss. : 10 mn.

4 personnes. 400 cal./pers.

4 steacks de 120 g. / 50 g. de roquefort / 150 g. de champignons / 2 cuillerées à soupe de crème fraîche / Sel, poivre.

Faire cuire les champignons dans une casserole couverte.

Faire griller, dans une poêle bien chaude, les steacks, puis ajouter les champignons.

Ecraser le roquefort à la fourchette, et l'incorporer à la crème fraîche. Mélanger le tout dans la poêle.

Saler, poivrer, et servir immédiatement.

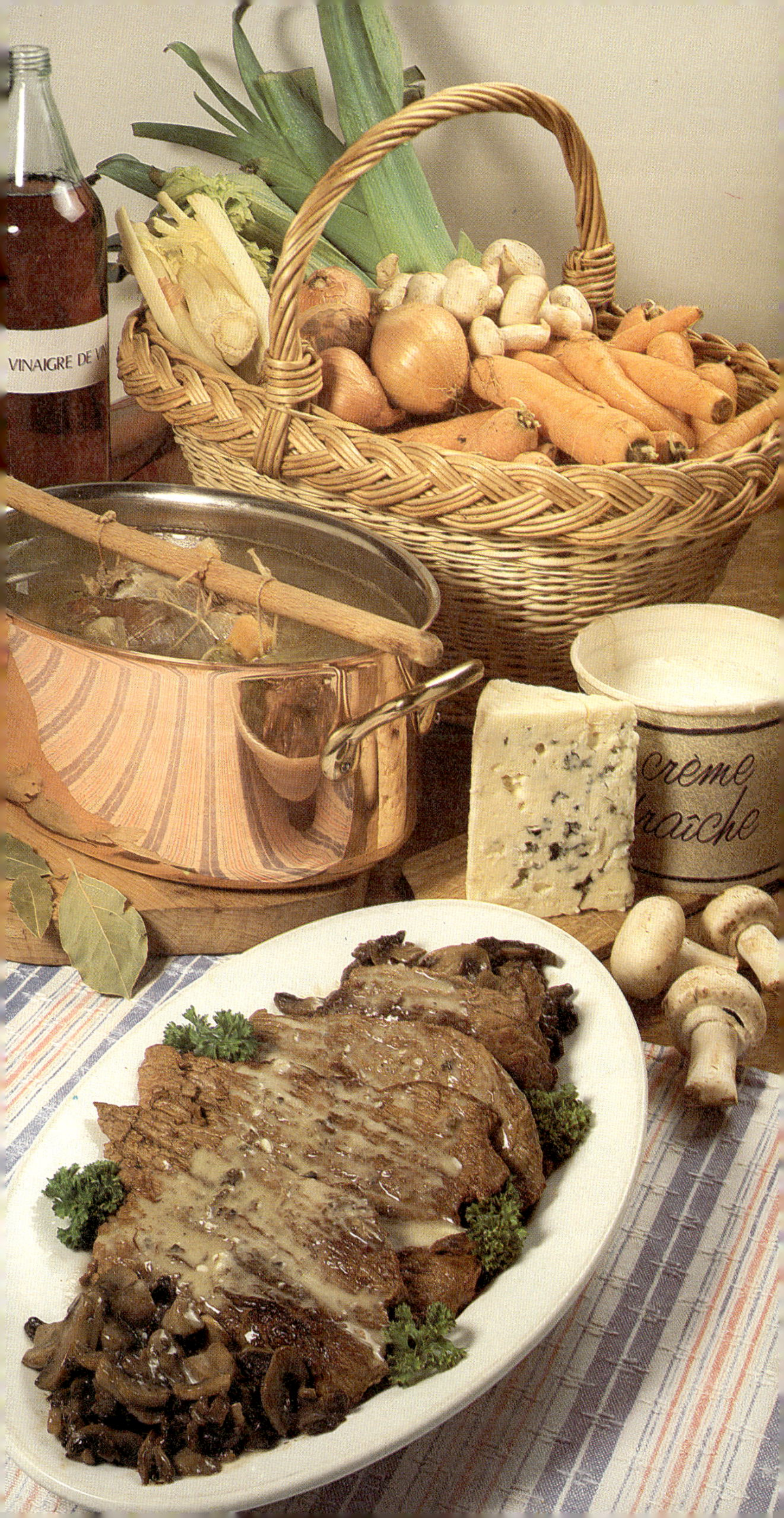
VINAIGRE DE VI
crème
fraîche

Escalopes aux épinards

Prép. : 15 mn. Cuiss. : 20 mn.

4 personnes. 300 cal./pers.

4 escalopes de veau ou de dinde / 1 kg. d'épinards / 1 tranche de jambon cuit / Sel; poivre / Persil.

Equeuter les épinards et les faire cuire dans de l'eau bouillante salée 10 minutes.

Les égoutter soigneusement, les hacher.

Couper le jambon en menus morceaux avec sel, poivre, persil, et mélanger le tout aux épinards.

Rouler les escalopes avec le mélange à l'intérieur.

Tapisser le fond d'un plat allant au four avec le reste d'épinards.

Placer dessus les escalopes roulées et faire cuire à four doux (th. 5) 20 minutes.

Côtes de veau aux champignons

Prép. : 5 mn. Cuiss. : 15 mn.

4 personnes. 280 cal./pers.

1 kg. de champignons / 4 côtelettes de veau / 3 cuillerées de gelée / Persil / Sel, poivre.

Dans une poêle faire griller les côtes de veau et déglacer avec 3 cuillerées à soupe de gelée. Saler, poivrer.

Ajouter les champignons émincés, le persil haché et laisser cuire 10 minutes.

Idem pour côtes de porc, côtes d'agneau, blanc de poulet, escalopes de dinde, steack.

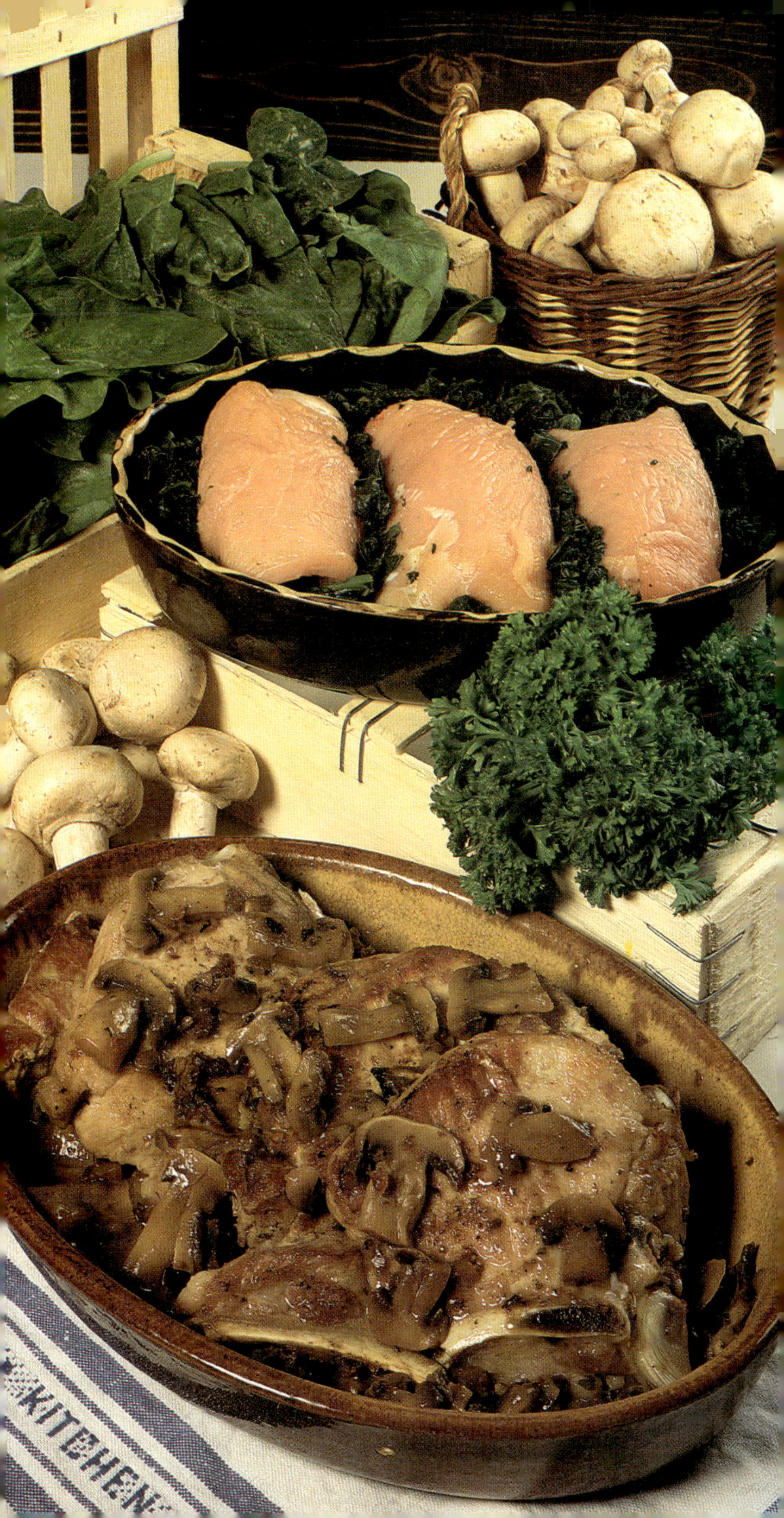
KITCHEN

Veau au paprika

Prép. : 5 mn. Cuiss. : 1 h.

4 personnes. 320 cal./pers.

600 g. de quasi de veau / 1 kg. de tomates / 1 oignon / 1 jus de citron / 100 g. de champignons de Paris / Sel, poivre / Paprika / 1 verre d'eau.

Dans une poêle bien chaude verser les rondelles d'oignons et les lamelles de champignons en arrosant d'1 verre d'eau.

Laisser mijoter 10 minutes, puis ajouter le veau en cubes, les tomates, sel, poivre, et 1 cuillerée à café de paprika.

Laisser cuire, couvert, 45 minutes à feu doux.

En fin de cuisson, arroser de jus de citron et servir.

Blanquette de veau

Prép. : 10 mn. Cuiss. : 1 h.

4 personnes. 350 cal./pers.

800 g. de blanquette / 2 carottes en rondelles / 1 branche de céleri / 2 navets / 2 poireaux / 1 œuf / 1 cuillerée à soupe de crème fraîche / Sel, poivre.

Dans un litre d'eau bouillante faire cuire carottes, navets, poireaux, céleri 20 minutes.

Ajouter ensuite blanquette, sel, poivre, et laisser cuire 30 minutes.

A la fin de la cuisson, passer le bouillon. Dans un bol, battre l'œuf et la crème et verser dessus, peu à peu, en battant, pour élever progressivement leur température, du bouillon de cuisson. Porter sur feu doux, sans cesser de remuer, laisser épaissir sans bouillir.

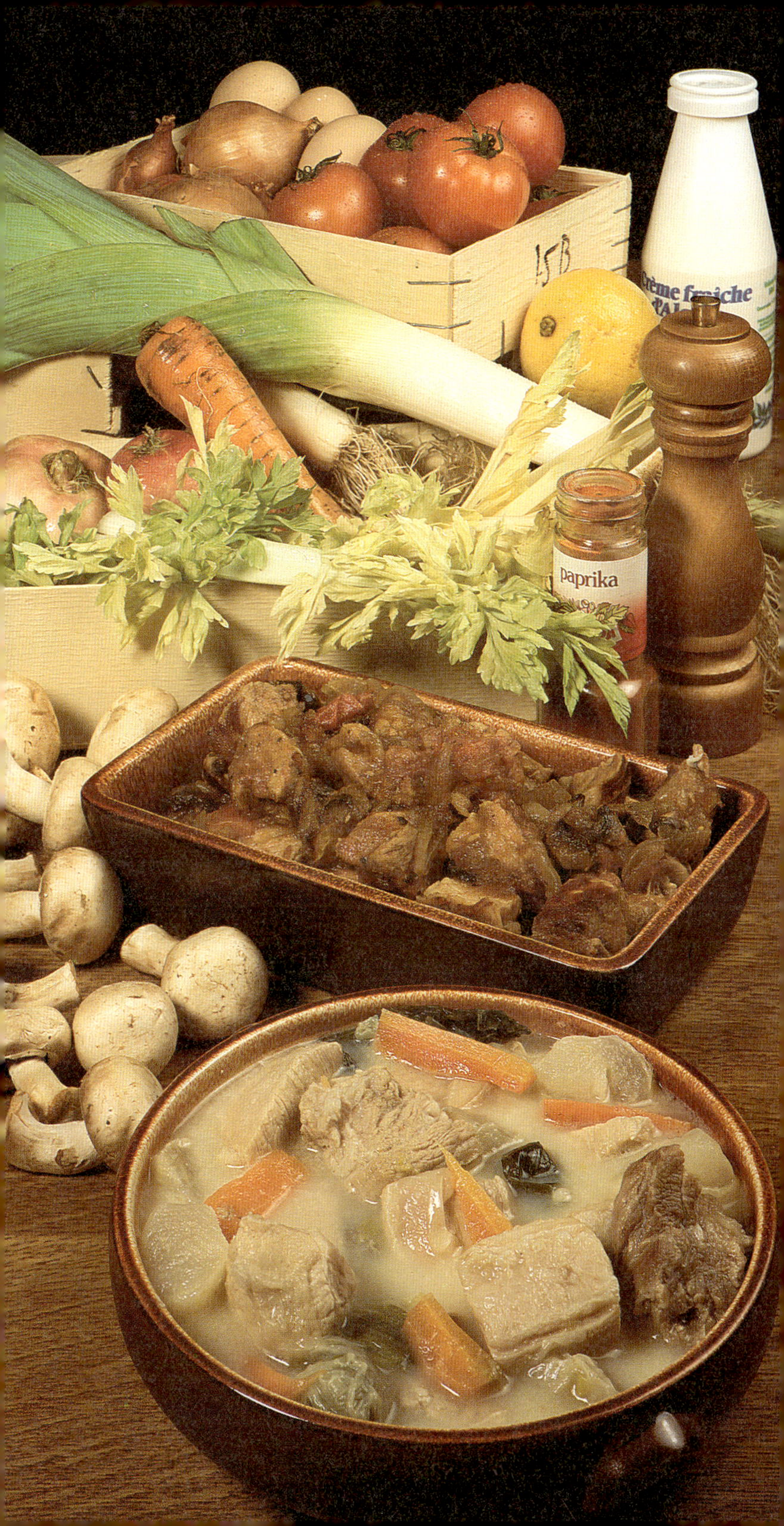
paprika

Rôti de veau

Prép. : 5 mn. Cuiss. : 35 mn.

4 personnes. 260 cal./pers.

1 rôti de 600 g. (sans barde) / 1 laitue / Sel, poivre / 1/2 verre de vin blanc.

Faire préchauffer le four en position gril 10 minutes.

Mettre la viande dans le plat, à sec, et laisser celui-ci 5 minutes sous le gril pour faire griller la viande.

Dès qu'elle est dorée sur toutes ses faces, la soulever et tapisser le fond du plat avec les feuilles de laitue. Ajouter le vin blanc, sel et poivre.

Faire cuire au four, th. 7, 30 minutes.

Même préparation pour porc, dinde, bœuf.

Veau aux courgettes

Prép. : 5 mn. Cuiss. : 50 mn.

4 personnes. 350 cal./pers.

500 g. de sauté de veau / 1 kg. de courgettes / 1 gros oignon / Persil / 1 verre de vin blanc sec / Sel, poivre.

Dans le fond d'une casserole bien chaude, faire blondir l'oignon émincé en ajoutant peu à peu le vin blanc.

Y faire dorer les morceaux de veau.

Ajouter ensuite les courgettes en rondelles, le sel, le poivre, le persil, et laisser cuire 45 minutes.

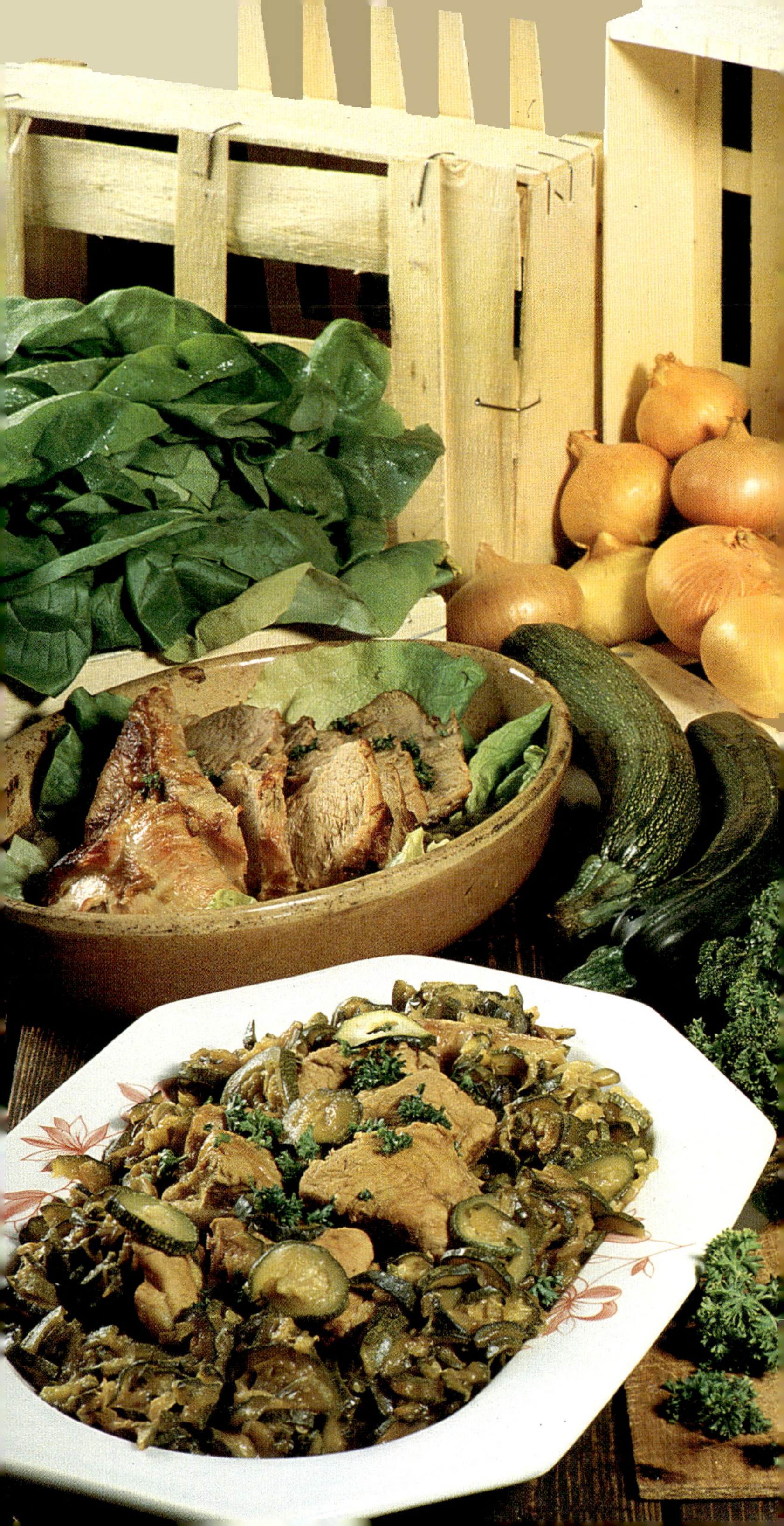

« Moussaka »

Prép. : 15 mn. Cuiss. : 1 h.

4 personnes. 450 cal./pers.

500 g. de courgettes / 500 g. d'aubergines / 2 cuillerées à soupe de concentré de tomates / 200 g. de bœuf / 200 g. de porc / Sel, poivre / Paprika / 2 verres de vin blanc.

Hacher les deux viandes et les mélanger. Ajouter le concentré de tomates, et l'assaisonnement.

Dans un plat allant au four, disposer une couche d'aubergines en tranches, une couche de viande, une couche de courgettes en tranches, etc.

Mouiller avec 2 verres de vin blanc.

Couvrir le plat d'une feuille d'aluminium, puis faire cuire 1 heure à four doux.

Rôti de porc au lait et aux navets

Prép. : 10 mn. Cuiss. : 1 h.

4 personnes. 380 cal./pers.

600 g. de longe de porc / 1/2 lit. de lait / 20 gousses d'ail / 500 g. de navets / Sel, poivre.

Faire bouillir 1/2 lit. de lait avec les gousses d'ail non épluchées, sel, poivre.

Y ajouter la longe de porc et laisser cuire 30 minutes à feu doux et sans couvercle.

Ajouter les navets en rondelles et laisser cuire 30 minutes à nouveau, à découvert.

A la fin de la cuisson on obtient une viande moelleuse que l'on nappe avec la sauce.

Servir l'ensemble avec la purée d'ail : ouvrir les gousses, retirer la purée d'ail, la servir en accompagnement.

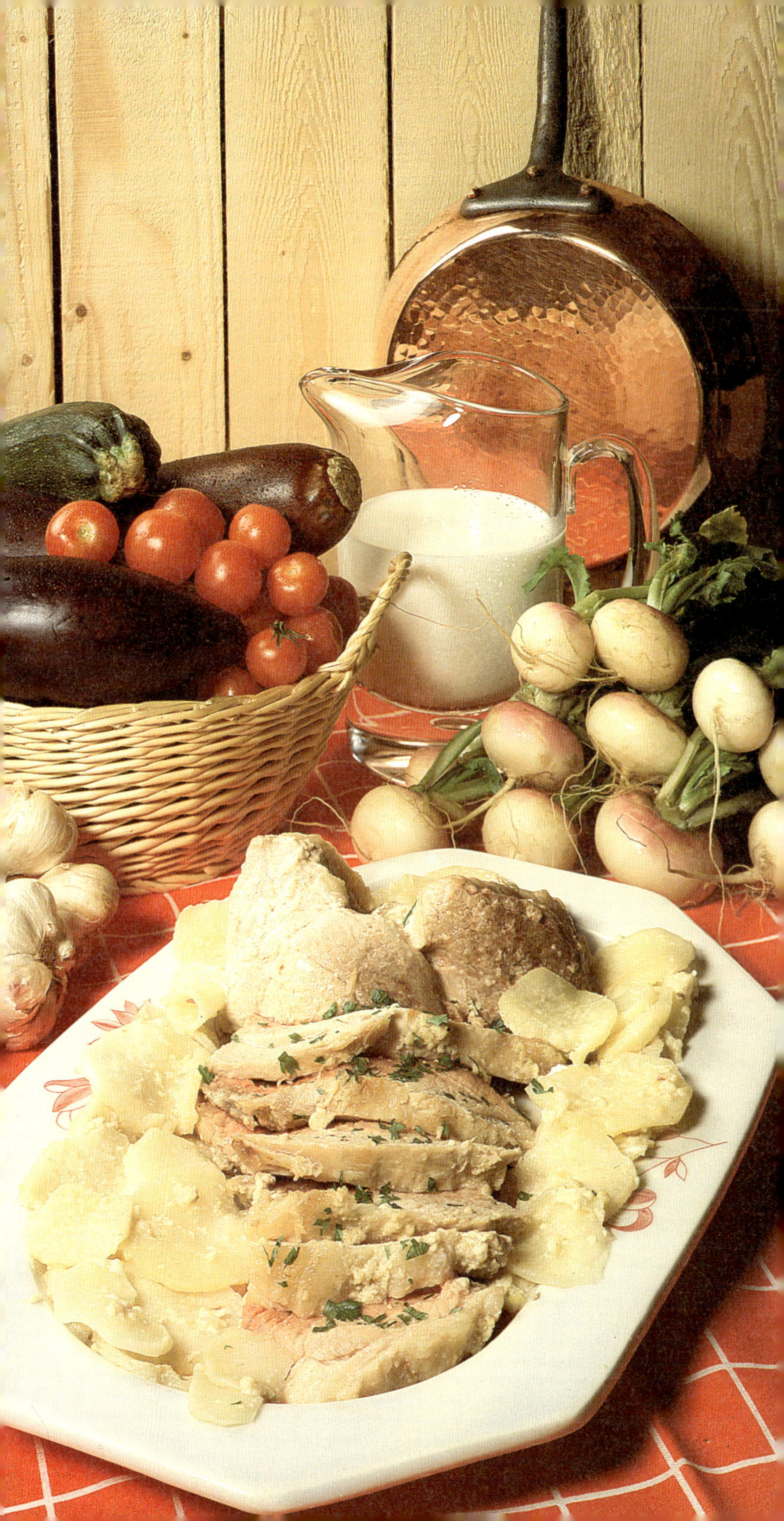

Emincé de porc aux poireaux

Prép. : 10 mn. Cuiss. : 45 mn.

4 personnes. 450 cal./pers.

500 g. de longe de porc / 1 kg. de poireaux / 1 cuillerée à soupe de viandox / 1 cuillerée à soupe d'huile / Sel, poivre.

Faire chauffer l'huile et y faire dorer le porc.

Laisser cuire, après avoir ajouté sel, poivre et viandox, 30 minutes.

Ajouter les poireaux coupés également en lamelles et laisser cuire 15 minutes.

Côtes de porc au piment

Prép. : 5 mn. Cuiss. : 40 mn.

4 personnes. 400 cal./pers.

4 côtes de porc / 1 kg. d'aubergines / 1/2 cuillerée à café de piment de Cayenne / 500 g. de tomates / 5 échalotes.

Faire réduire dans une marmite les tomates en purée, les échalotes hachées et le piment pendant 15 minutes.

Ajouter les aubergines en tranches fines, les côtes de porc, sel et poivre, et laisser cuire 20 minutes.

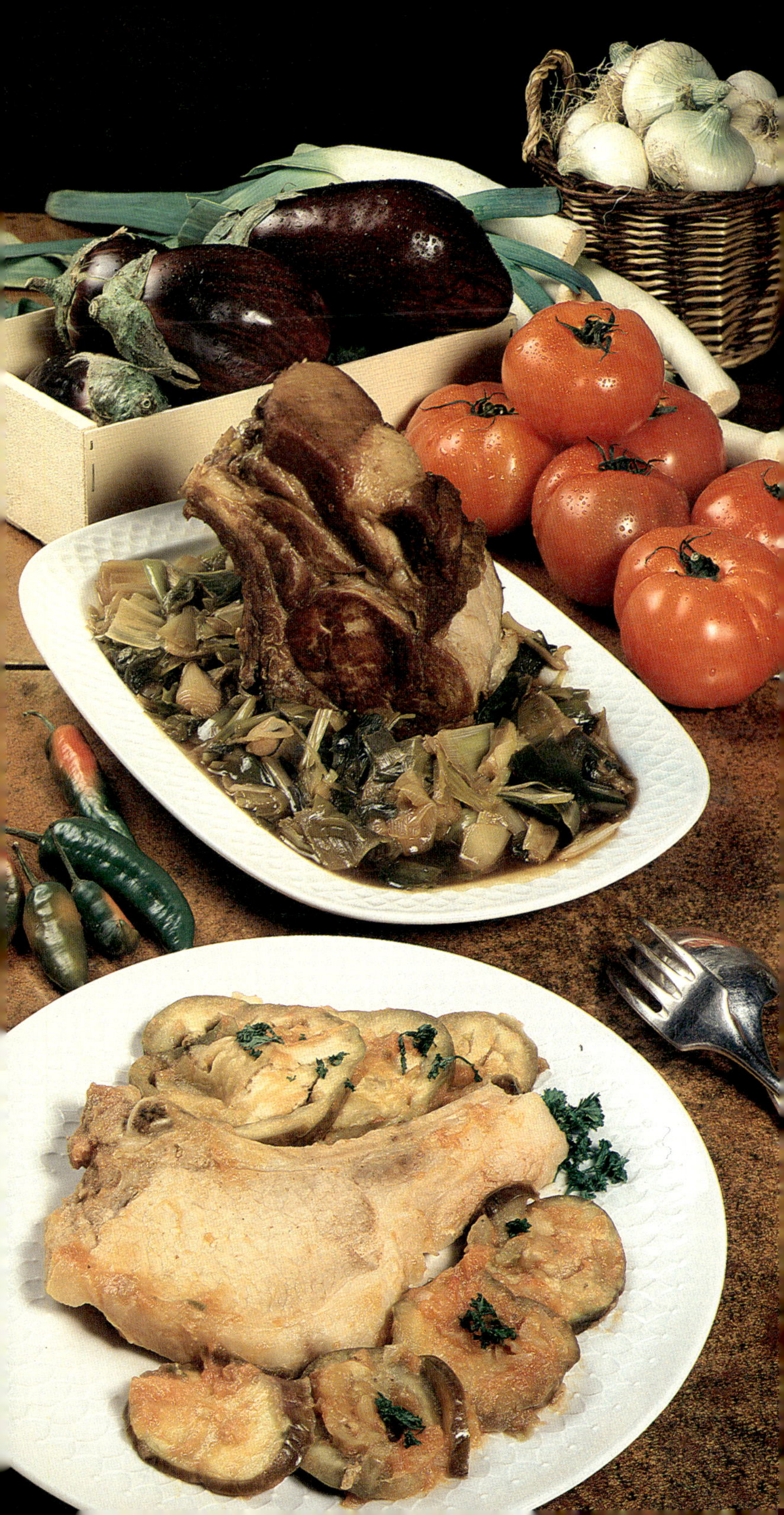

Navarin de légumes glacés

Prép. : 10 mn. Cuiss. : 40 mn.

4 personnes. 80 cal./pers.

500 g. de carottes / 500 g. de navets / 1 cuillerée à soupe de sucre / 2 tranches de jambon / Sel, poivre.

Dans un récipient bien chaud faire saisir les lamelles de jambon.

Ajouter carottes et navets en petits dés, puis le sucre, sel, poivre.

Arroser d'un verre d'eau, puis laisser cuire à feu doux 40 minutes.

Brocolis aux câpres

Prép. : 5 mn. Cuiss. : 15 mn.

4 personnes. 150 cal./pers.

1 kg. de brocolis / 3 cuillerées à soupe de lait concentré / 1 pointe de couteau de moutarde / 1 cuillerée à soupe de câpres / Sel, poivre.

Faire cuire les brocolis dans de l'eau bouillante salée 10 minutes, puis les égoutter.

Faire chauffer à feu doux le lait concentré et la moutarde, puis ajouter sel, poivre et les câpres.

Servir immédiatement en nappant les brocolis de sauce.

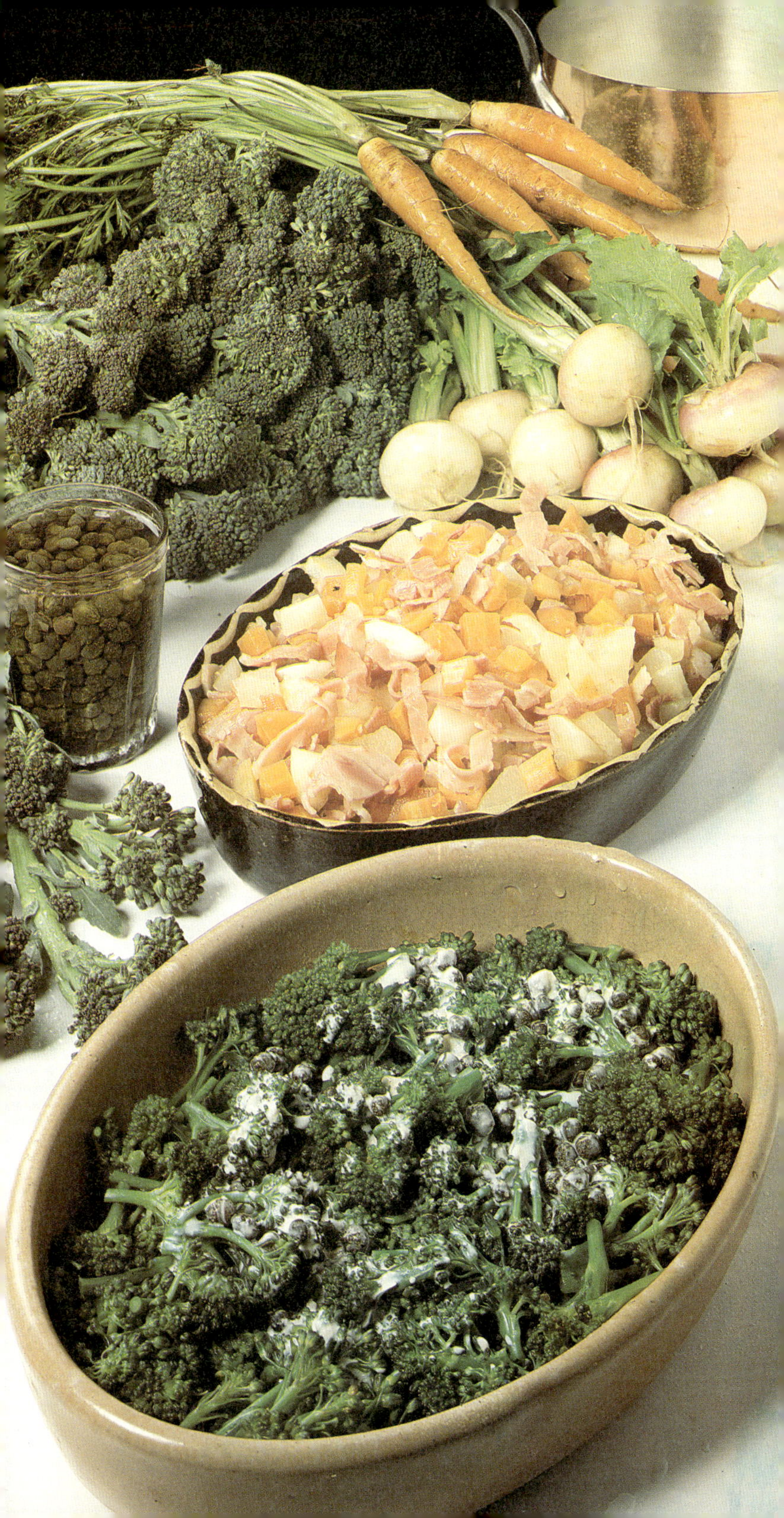

Céleris braisés

Prép. : 5 mn. Cuiss. : 30 mn.

4 personnes. 90 cal./pers.

1 tranche de jambon / 800 g. de céleri branche / 2 cuillerées à soupe de gelée / Sel, poivre.

Dans de l'eau bouillante salée, faire cuire le céleri 15 minutes, puis égoutter et couper en morceaux.

Dans une poêle chaude, faire griller le jambon découpé en lamelles, puis arroser de gelée.

Ajouter les morceaux de céleri, sel, poivre.

Couvrir et laisser cuire 10 minutes à feu doux.

Cette préparation peut aussi se faire avec des côtes de bettes.

Remoulade napolitaine

Prép. : 10 mn. Cuiss. : 15 mn.

4 personnes. 150 cal./pers.

1/2 lit. de lait / 300 g. de carottes / 200 g. de navets / 200 g. de céleri-rave / 60 g. de fromage râpé / Sel, poivre.

Râper les carottes, les navets et le céleri.

Faire bouillir le lait assaisonné (sel, poivre) et y faire cuire les légumes râpés 5 minutes.

Retirer ensuite les légumes sans trop les égoutter et les disposer (mélangés) dans un plat allant au four.

Saupoudrer de fromage râpé et faire cuire à four chaud (th. 8) 10 minutes.

Ce plat accompagne fort bien un rôti de porc, un rôti de veau, un rosbeef ou un poulet à la broche.

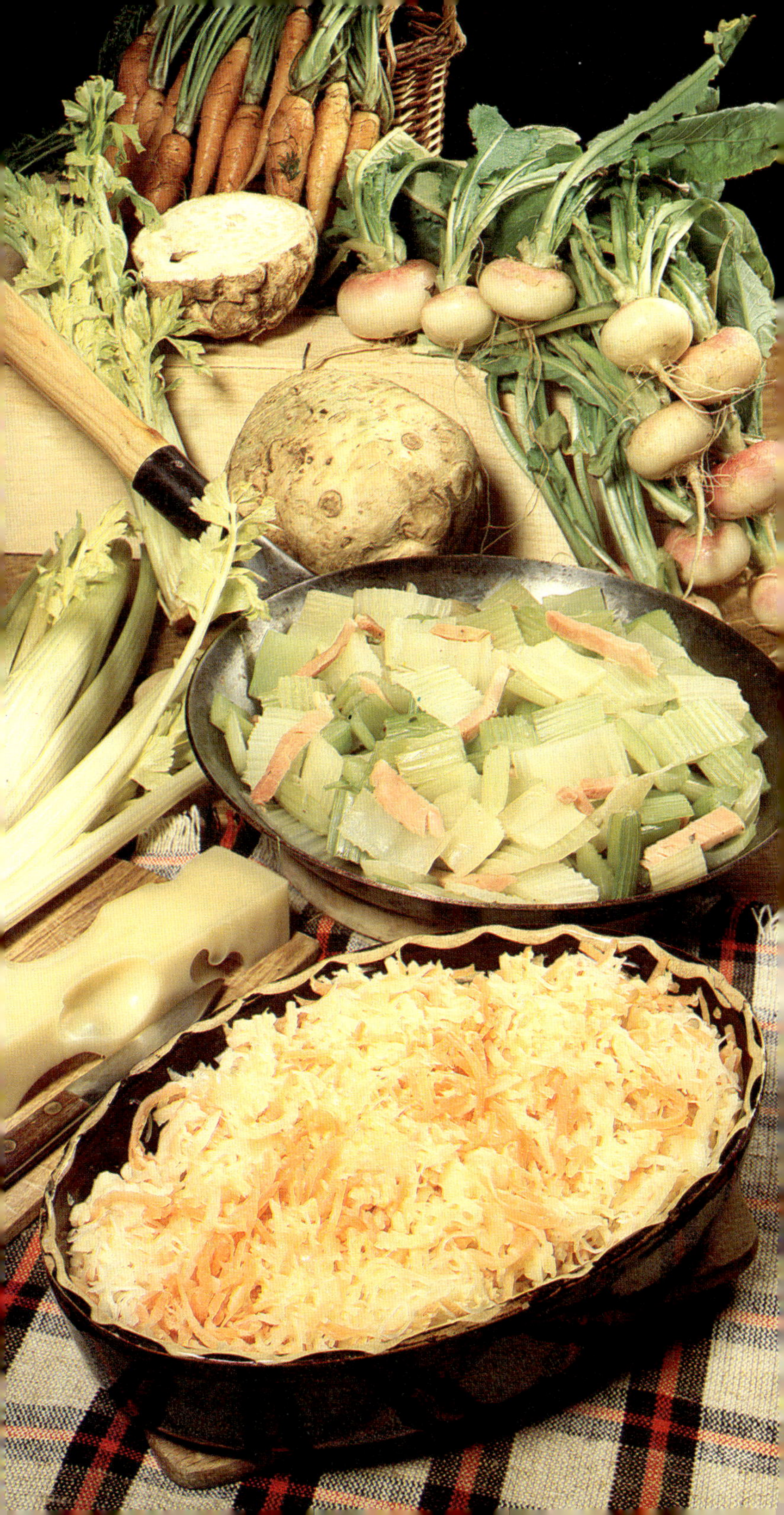

Champignons à la Grecque

Prép. : 5 mn. Cuiss. : 15 mn.

4 personnes. 60 cal./pers.

800 g. de champignons de Paris / 1 tomate / 1 verre de vin blanc / 1 gros oignon / Sel, poivre / Coriandre.

Dans le fond d'un récipient, faire blondir les lamelles d'oignons et déglacer au vin blanc.

Ajouter les champignons, la tomate en morceaux, sel, poivre, coriandre.

Laisser cuire 15 minutes à feu doux.

Potée de chou rouge

Prép. : 10 mn. Cuiss. : 50 mn.

4 personnes. 400 cal./pers.

500 g. de talon de jambon / 1 chou rouge de 1 kg. / 2 pommes / 1 oignon / 2 verres de vin blanc / Sel, poivre.

Faire blondir l'oignon dans le fond bien chaud d'une marmite et déglacer avec le vin blanc.

Faire dorer le talon de jambon sur les oignons.

Ajouter le chou rouge en lamelles, sel, poivre, et laisser cuire 45 minutes à feu doux.

Potée de chou vert

Prép. : 10 mn. Cuiss. : 50 mn.

4 personnes. 400 cal./pers.

4 côtes de porc / 1 chou vert / 2 verres de vin blanc / Sel, poivre.

Eplucher, émincer l'oignon et le faire fondre dans une cocotte, en remuant, sur feu doux. Déglacer au vin blanc.

Ajouter les côtes de porc et les faire dorer. Les couvrir avec le chou émincé. Saler, poivrer. Laisser cuire 45 minutes à petit feu.

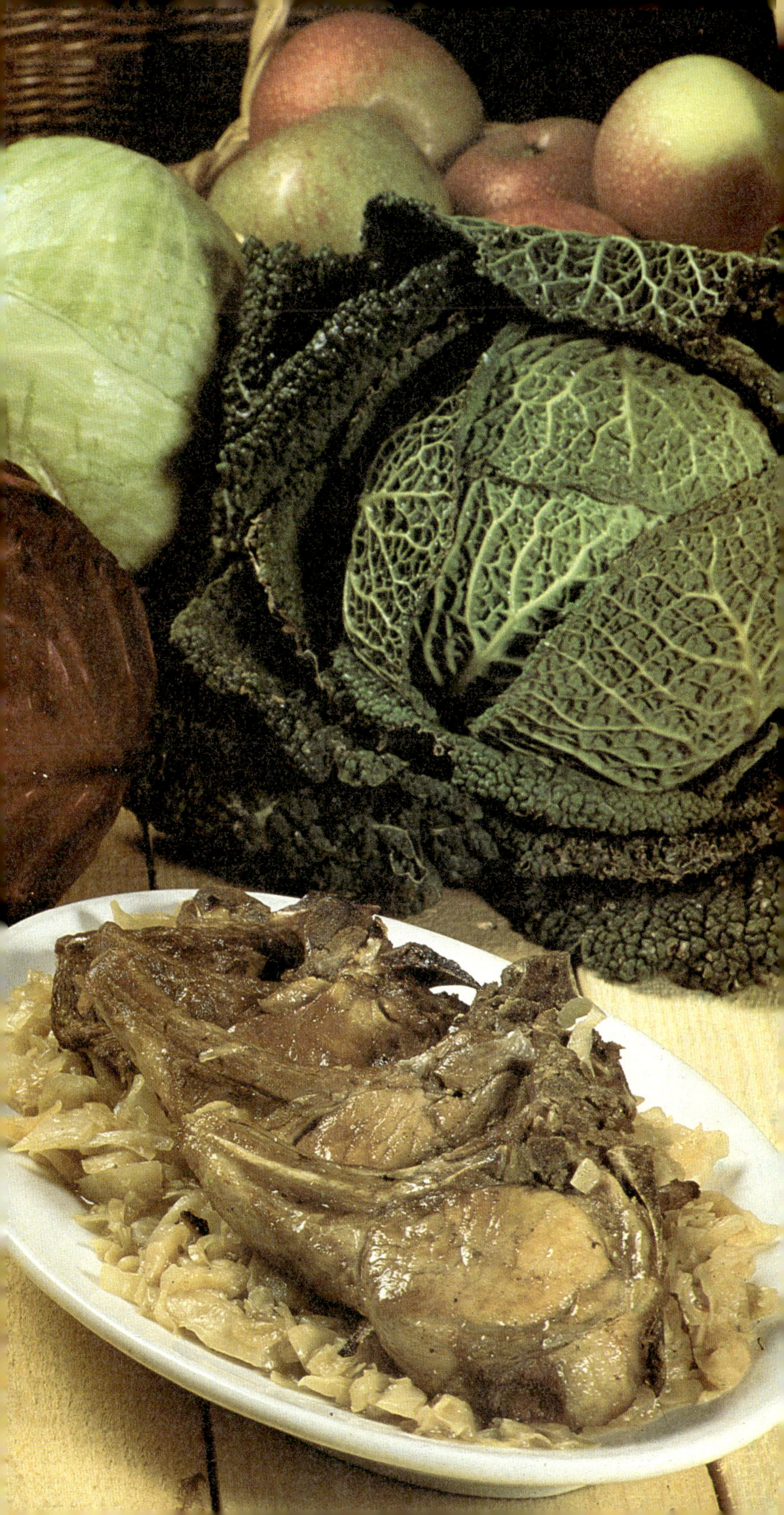

Gratin de courgettes

Prép. : 10 mn. Cuiss. : 1 h.

4 personnes. 120 cal./pers.

1 kg. de courgettes / 1/2 lit. de lait / 1 cuillerée à soupe de maïzena / Sel, poivre.

Couper les courgettes en tranches fines et les disposer dans un plat allant au four.

Délayer la maïzena avec le lait, saler, poivrer, et verser sur les courgettes.

Faire cuire à four doux (th. 4) 1 heure sans remuer.

Légumes à la Provençale

Prép. : 10 mn. Cuiss. : 30 mn.

4 personnes. 120 cal./pers.

3 courgettes / 3 aubergines / 3 oignons / 1 tomate / Sel, poivre / Marjolaine / Ail.

Dans un plat allant au four tapissé de rondelles d'oignons, disposer en couches successives courgettes, aubergines en tranches fines. Assaisonner.

Terminer par une couche de tomate. Saupoudrer de marjolaine et d'ail haché.

Couvrir le plat d'une feuille d'aluminium et faire cuire 30 minutes à four moyen.

Concombre au fromage de chèvre

Prép. : 10 mn. Cuiss. : 30 mn.

4 personnes. 150 cal./pers.

600 g. de concombre / 120 g. de fromage de chèvre / 3 gousses d'ail.

Faire cuire à l'étouffée, avec un verre d'eau, le concombre coupé en rondelles et les gousses d'ail hachées.

Laisser cuire 20 minutes, puis ajouter le fromage en cubes. Prolonger la cuisson 10 minutes. Servir immédiatement.

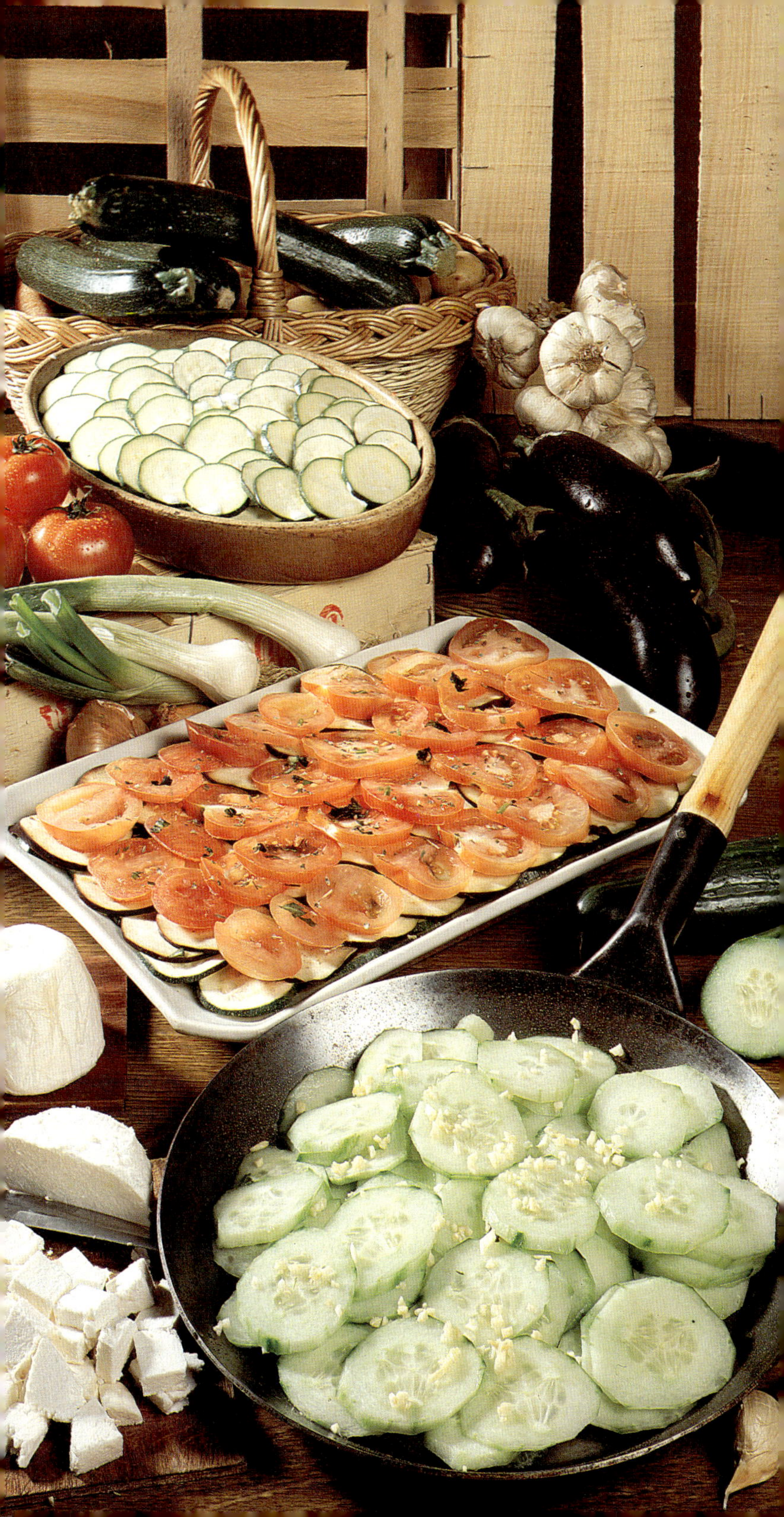

Timbale d'épinards

Prép. : 15 mn. Cuiss. : 30 mn.

4 personnes. 180 cal./pers.

800 g. d'épinards / 6 œufs / 1 cuillerée à soupe de crème / Sel, poivre.

Ebouillanter les épinards, puis les égoutter.

Battre les œufs et la crème. Saler, poivrer, ajouter aux épinards.

Verser la préparation dans un moule à soufflé et faire cuire à four doux, au bain-marie, 20 minutes.

Endives au jambon

Prép. : 10 mn. Cuiss. : 30 mn.

4 personnes. 220 cal./pers.

8 endives / 4 tranches de jambon / 250 g. de fromage blanc à 40 % M.G. / Sel, poivre.

Ebouillanter les endives 10 minutes, les égoutter, les entourer d'une 1/2 tranche de jambon et les disposer dans un plat allant au four.

Fouetter le fromage blanc et en napper les endives.

Faire cuire à four moyen 20 minutes.

Gratin de poireaux

Prép. : 15 mn. Cuiss. : 1 h.

4 personnes. 180 cal./pers.

1 kg. de poireaux / 3 œufs / 1/3 lit. de lait / 2 cuillerées à soupe de fromage blanc 20 % / Sel, poivre, muscade.

Faire cuire les poireaux à la vapeur, et les disposer dans un plat allant au four.

Mélanger les œufs, le lait, le fromage et assaisonner.

Verser ce mélange sur les poireaux.

Faire cuire au four (th. 6) 45 minutes.

Carottes, navets, chou-fleur, bettes, potiron, courgettes, épinards, peuvent s'accommoder de la même manière.

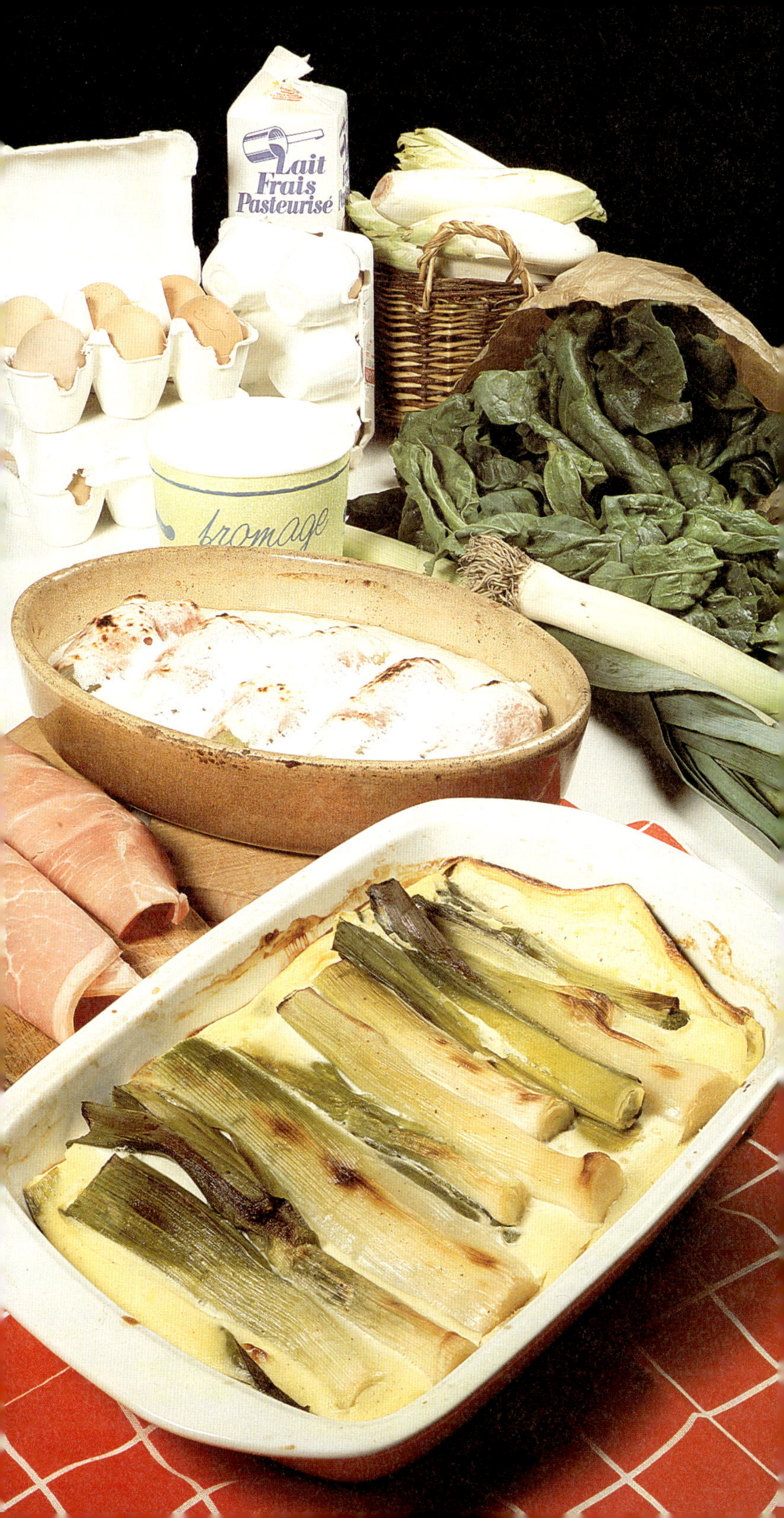
Lait
Frais
Pasteurisé
fromage

Poivrons au basilic

Prép. : 5 mn. Cuiss. : 35 mn.

4 personnes. 100 cal./pers.

3 poivrons rouges / 3 poivrons verts / 1 cuillerée à soupe d'huile d'olive / 2 cuillerées à café de concentré de tomates / Basilic / Sel, poivre / 1 verre d'eau.

Couper les poivrons en lamelles fines et les faire revenir dans l'huile d'olive.

Ajouter le concentré de tomates, le basilic, sel et poivre.

Couvrir et laisser mijoter 30 minutes en ajoutant de l'eau si nécessaire.

Soufflé au potiron

Prép. : 5 mn. Cuiss. : 30 mn.

4 personnes. 150 cal./pers.

600 g. de potiron / 2 œufs / 1 cuillerée à soupe de crème / Sel, poivre / Noix de muscade.

Faire cuire le potiron à la vapeur, puis le mixer.

Y ajouter les jaunes d'œufs puis les blancs en neige, la crème, sel, poivre, noix de muscade.

Faire cuire 20 minutes à four très doux.

Tomate à la Provençale

Prép. : 5 mn. Cuiss. : 30 mn.

4 personnes. 50 cal./pers.

4 grosses tomates / Ail / Persil / 1 cuillerée à soupe de chapelure / 1/2 verre d'eau.

Couper les tomates en deux et les disposer dans un plat allant au four. Assaisonner d'ail et de persil. Arroser d'eau, puis saupoudrer de chapelure.

Faire cuire à four chaud 30 minutes.

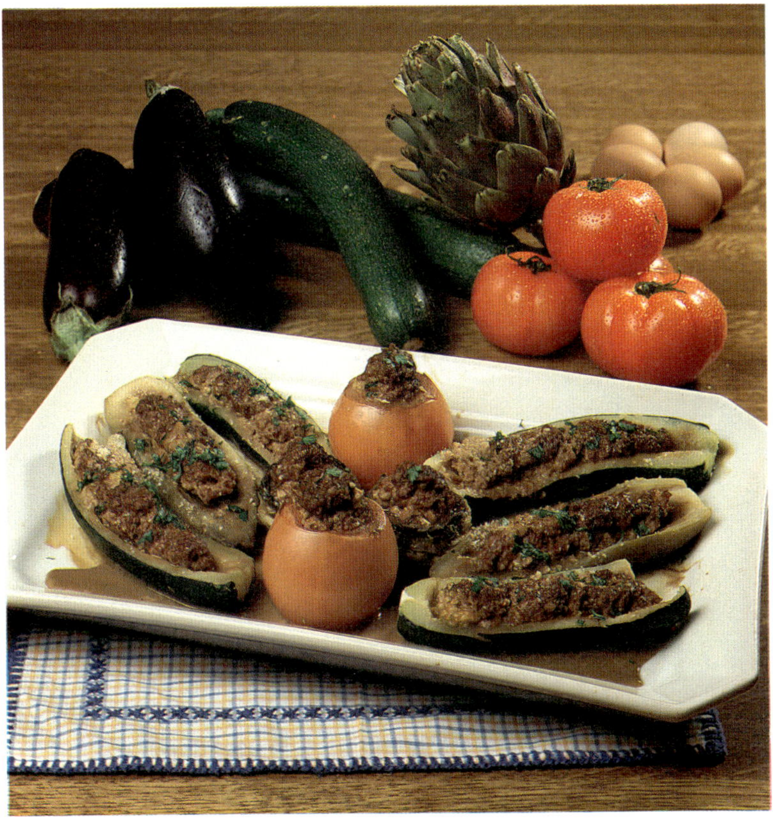

Légumes farcis

Prép. : 20 mn. Cuiss. : 40 mn.

4 personnes. 300 cal./pers.

2 tomates / 2 courgettes / 2 aubergines / 2 fonds d'artichauts / 300 g. de viande hachée / 1 œuf / 1 petit suisse / Sel, poivre / 2 gousses d'ail / Persil haché.

Ebouillanter les aubergines et les fonds d'artichauts 10 minutes.

Préparer la farce en mélangeant la viande, l'œuf, le petit suisse, sel, poivre, ail, persil.

Creuser les légumes et mélanger la pulpe obtenue à la farce.

Garnir les légumes, les disposer dans un plat allant au four, les mouiller d'un 1/2 verre d'eau et les faire cuire 40 minutes, th. 6.

Ananas givré

Prép. : 10 mn.

4 personnes. 120 cal./pers.

1 ananas / 200 g. de fromage blanc à 20 % M.G. / 1 cuillerée à soupe de crème fraîche / Edulcorant.

Evider l'ananas et mixer la pulpe.
Ajouter le fromage blanc, la crème et l'édulcorant.
Garnir l'ananas et le faire glacer 2 heures au freezer.

Oranges givrées

Prép. : 10 mn.

4 personnes. 80 cal./pers.

4 oranges / 1 jaune d'œuf / 2 cuillerées à soupe de lait concentré non sucré / Edulcorant.

Couper le haut des oranges. Les évider et mixer la pulpe.
Ajouter le jaune d'œuf, le lait, l'édulcorant.
Remplir les oranges de ce mélange.
Faire glacer 2 heures.

Sorbet aux fraises

Prép. : 15 mn.

4 personnes. 50 cal./pers.

800 g. de fraises / 2 blancs d'œufs / 1 jus de citron / Edulcorant.

Préparer les fraises. Les mixer en ajoutant le jus de citron.

Monter les blancs en neige dans un bain-marie bouillant jusqu'à obtention d'un mélange onctueux blanc nacré.

Incorporer les blancs aux fraises mixées, puis l'édulcorant et faire glacer 2 heures.

Cette préparation peut se réaliser avec ananas, pêches, framboises.

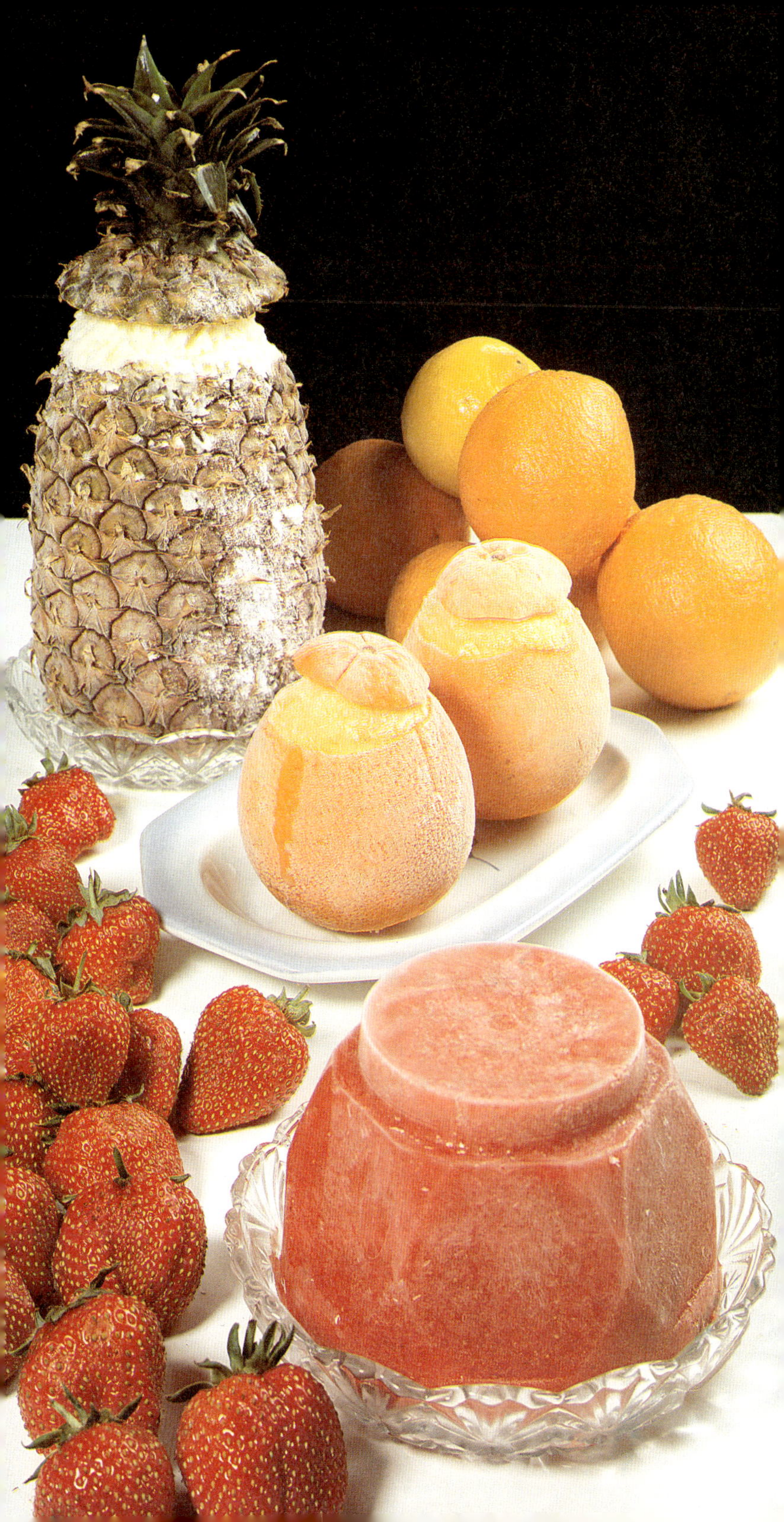

Crème au chocolat

Prép. : 5 mn. Cuiss. : 10 mn.

4 personnes. 60 cal./pers.

2 œufs / 1/4 lit. de lait / 2 cuillerées à soupe de cacao non sucré / Edulcorant.

Faire bouillir le lait avec le cacao.

Battre vivement les œufs en versant peu à peu le lait bouillant.

Faire épaissir le mélange à feu doux (sans bouillir) en remuant sans cesse. Ajouter l'édulcorant. Laisser refroidir la crème obtenue dans des coupes 2 heures au réfrigérateur.

Cette crème peut également se préparer avec café, zeste de citron ou d'orange, petits dés de fruits, extraits aromatisés.

Ces différentes préparations peuvent également se faire glacer.

Bavarois au citron

Prép. : 15 mn. Cuiss. : 10 mn.

4 personnes. 110 cal./pers.

1/2 lit. de lait / 3 œufs / 2 feuilles de gélatine / 3 citrons / Edulcorant.

Faire bouillir le lait avec les zestes de citrons râpés.

Faire tremper la gélatine dans un bol d'eau tiède.

Verser le lait sur les œufs battus, puis faire épaissir sur feu doux.

Ajouter à la crème obtenue l'édulcorant et la gélatine et bien remuer.

Quand le mélange est homogène, laisser prendre au réfrigérateur 3 heures. On démoulera, puis on décorera de rondelles de citron.

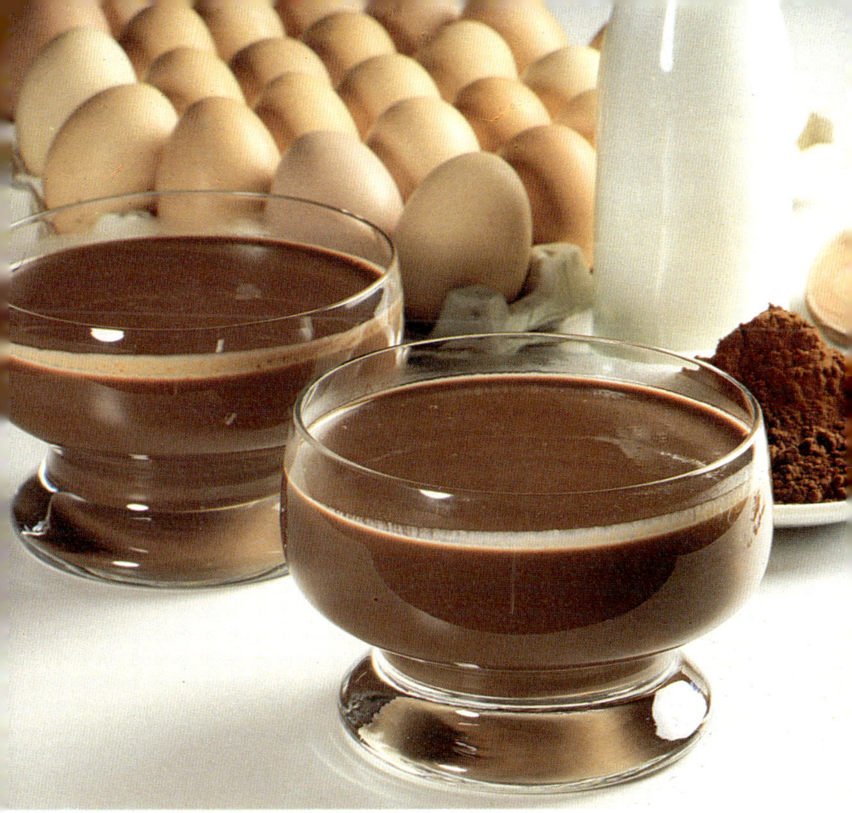

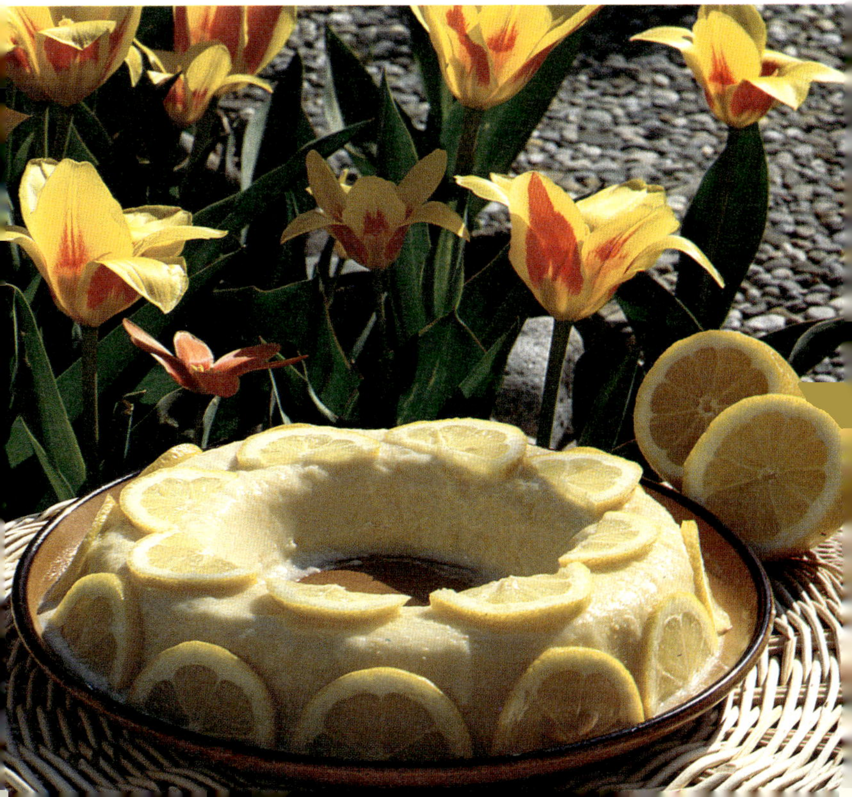

Mousse aux pêches

Prép. : 15 mn.

4 personnes. 70 cal./pers.

3 pêches mûres / 200 g. de fromage blanc à 20 % M.G. / 1 blanc d'œuf / Edulcorant.

Mixer les pêches, puis battre vivement le fromage blanc.
Les mélanger, ajouter l'édulcorant, puis le blanc en neige ferme. Servir très frais.

Crème fluide de fraises

Prép. : 10 mn.

4 personnes. 80 cal./pers.

500 g. de fraises / 1 jus de citron / 1 verre de lait / 1 cuillerée à soupe de crème / Feuilles de menthe / Edulcorant.

Laver les fraises, en réserver quelques-unes. Mixer les autres avec le lait et la crème fraîche. Ajouter l'édulcorant et laisser 1 heure au freezer.
Servir dans des coupes en décorant avec les fraises entières et les feuilles de menthe.

Crème de pamplemousses

Prép. : 15 mn.

4 personnes. 150 cal./pers.

4 pamplemousses / 100 g. de fromage blanc 20 % / 1 cuillerée à soupe de crème fraîche / Edulcorant / 1 feuille de gélatine.

Faire tremper la gélatine dans un verre d'eau tiède.
Couper les pamplemousses en deux, les évider et mixer la pulpe. Y ajouter le fromage blanc, la crème, l'édulcorant et la gélatine ramollie.
Mélanger le tout et en garnir les écorces de pamplemousse.
Laisser refroidir 2 heures au réfrigérateur.

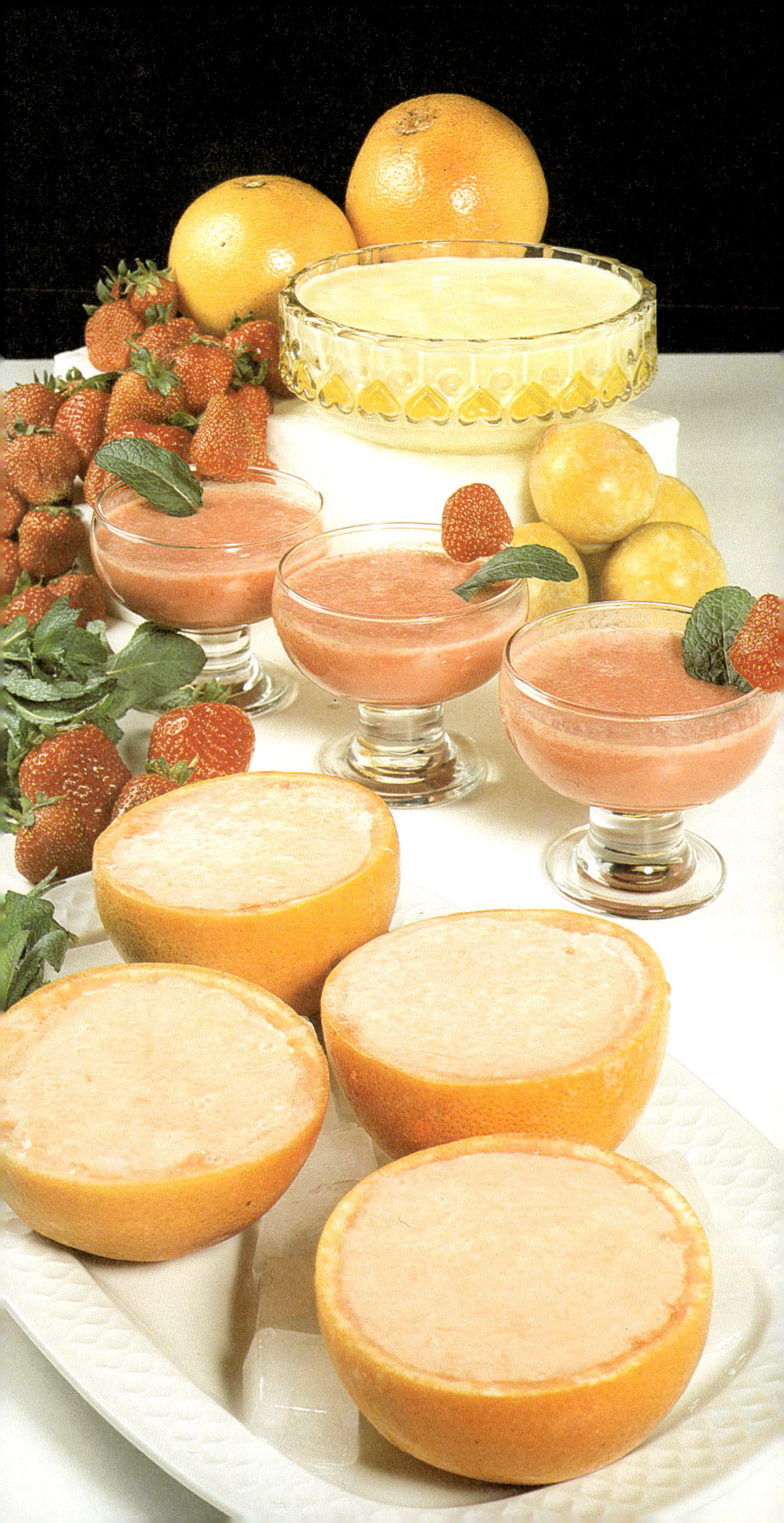

Compote rouge

Prép. : 10 mn. Cuiss. : 20 mn.

4 personnes. 140 cal./pers.

500 g. de cerises / 1 orange (jus) / 1/4 lit. de vin rouge / Edulcorant / 1 citron.

Mélanger le vin rouge et le jus d'orange et faire frémir 5 minutes.

Ajouter les cerises dénoyautées et laisser cuire encore 15 minutes (sans remuer).

Retirer du feu, ajouter l'édulcorant et laisser refroidir.

Mettre au freezer 1 heure, puis servir en coupes individuelles en décorant d'une tranche de citron.

Gratin d'oranges

Prép. : 10 mn. Cuiss. : 15 mn.

4 personnes. 100 cal./pers.

3 oranges / 2 œufs / 1/4 lit. de lait / Edulcorant / Cannelle.

Couper les oranges en tranches et les faire cuire dans une poêle.

Les disposer dans un plat allant au four et les napper du mélange jaunes d'œufs, lait et cannelle.

Faire cuire à four doux 10 minutes.

Sortir le plat et napper la préparation avec les blancs d'œufs montés en neige.

Passer à nouveau dans le four 5 minutes sous le gril. Servir immédiatement.

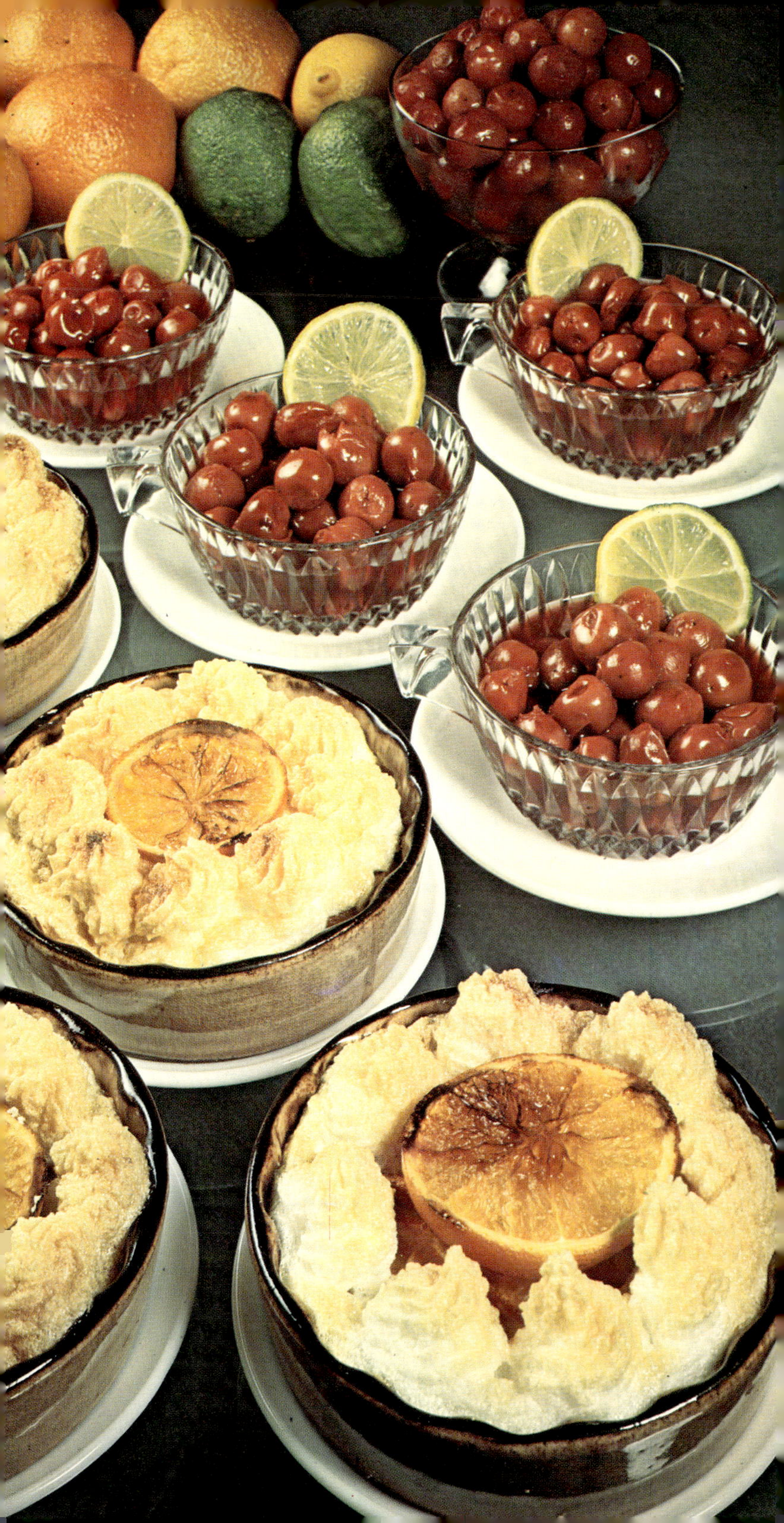

Papillotes multicolores

Prép. : 5 mn. Cuiss. : 15 mn.

4 personnes. 100 cal./pers.

1 orange / 1 pomme / 1 poire / 1 banane / Cannelle.

Couper les fruits en morceaux et les disposer dans 4 papillotes en alternant les fruits.

Saupoudrer de cannelle et faire cuire à four très chaud (th. 8) 15 minutes.

Meringues aux poires

Prép. : 5 mn. Cuiss. : 30 mn.

4 personnes. 30 cal./pers.

2 blancs d'œufs / 2 poires.

Couper les poires en petits dés.

Monter les blancs en neige ferme.

Mélanger et faire cuire en ramequins, au four très doux (th. 4) 30 minutes.

Poires bourguignonnes

Prép. : 5 mn. Cuiss. : 10 mn.

4 personnes. 120 cal./pers.

4 poires / 1 zeste d'orange / 1 verre de vin rouge / Cannelle / Edulcorant.

Mélanger le vin, le zeste d'orange, l'édulcorant et la cannelle, et faire bouillir 5 minutes couvert.

Ajouter les poires pelées et coupées en deux.

Laisser chauffer 5 minutes à feu doux en arrosant les poires.

Servir très frais.

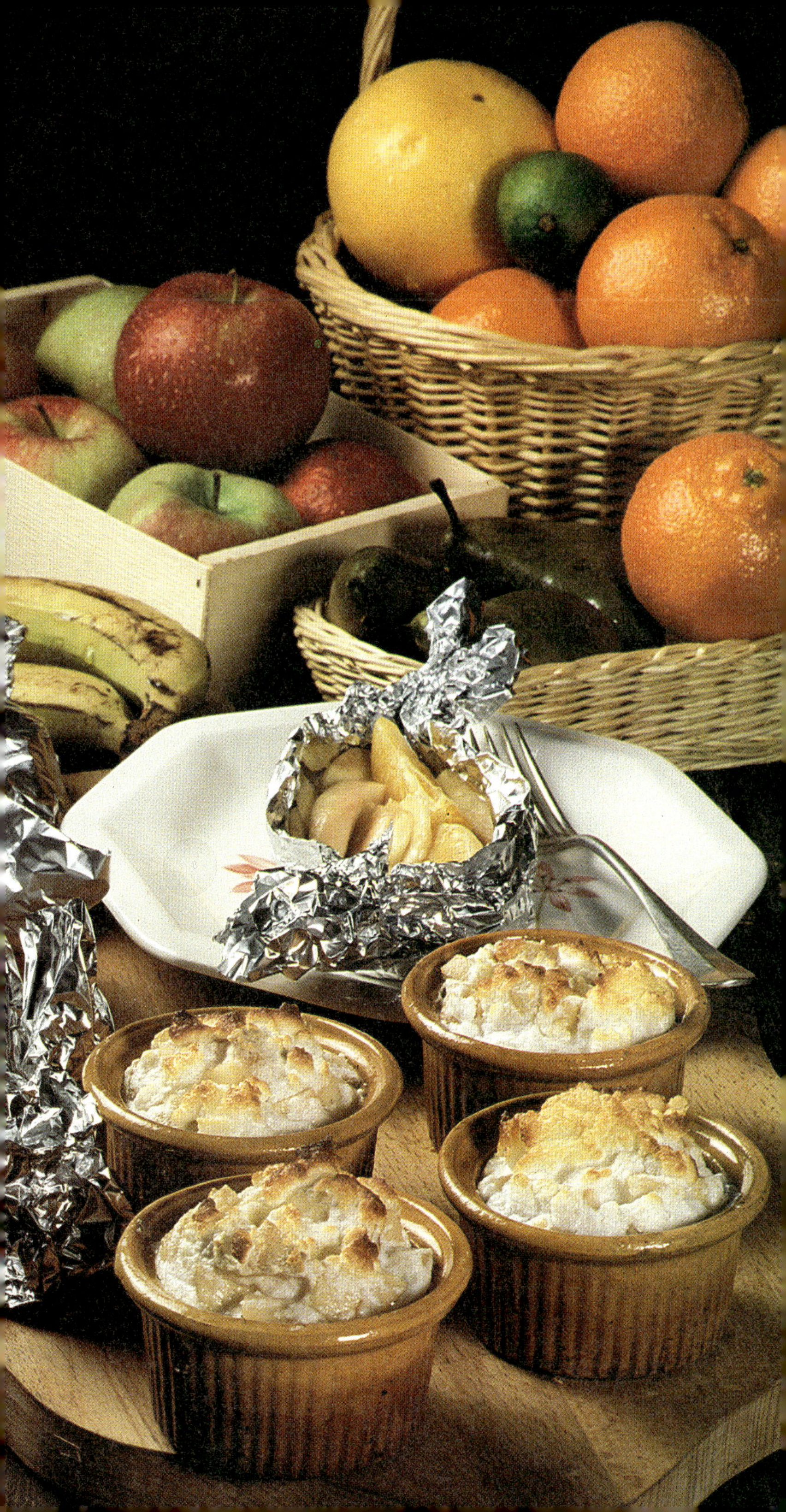

Pamplemousses grillés

Prép. : 5 mn. Cuiss. : 10 mn.

4 personnes. 90 cal./pers.

4 pamplemousses / Edulcorant.

Couper les pamplemousses en deux et saupoudrer chaque moitié d'édulcorant.

Passer les demi-pamplemousses sous le gril 10 minutes.

Oranges flambées

Prép. : 5 mn. Cuiss. : 10 mn.

4 personnes. 120 cal./pers.

5 oranges / 10 g. de beurre / 1 petit verre de Grand Marnier.

Couper 4 oranges en tranches et presser la cinquième.

Dans une poêle faire fondre le beurre et y faire dorer 10 minutes les tranches d'oranges, mouiller avec le jus.

Ajouter le Grand Marnier, flamber, et servir immédiatement.

Pommes garnies au four

Prép. : 10 mn. Cuiss. : 20 mn.

4 personnes. 110 cal./pers.

4 pommes / 1 cuillerée à café de gelée de framboise / 2 cuillerées à soupe d'eau / Edulcorant.

Creuser les pommes et mélanger la pulpe avec la gelée, l'eau et l'édulcorant.

Garnir les pommes et les faire cuire en papillotes 20 minutes à four moyen.

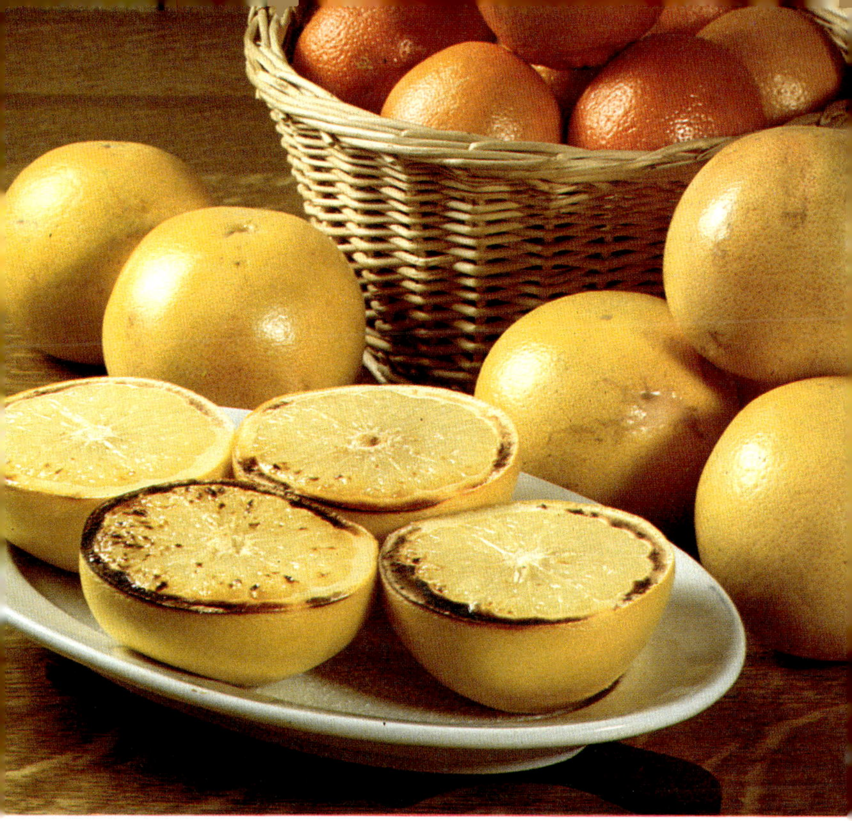

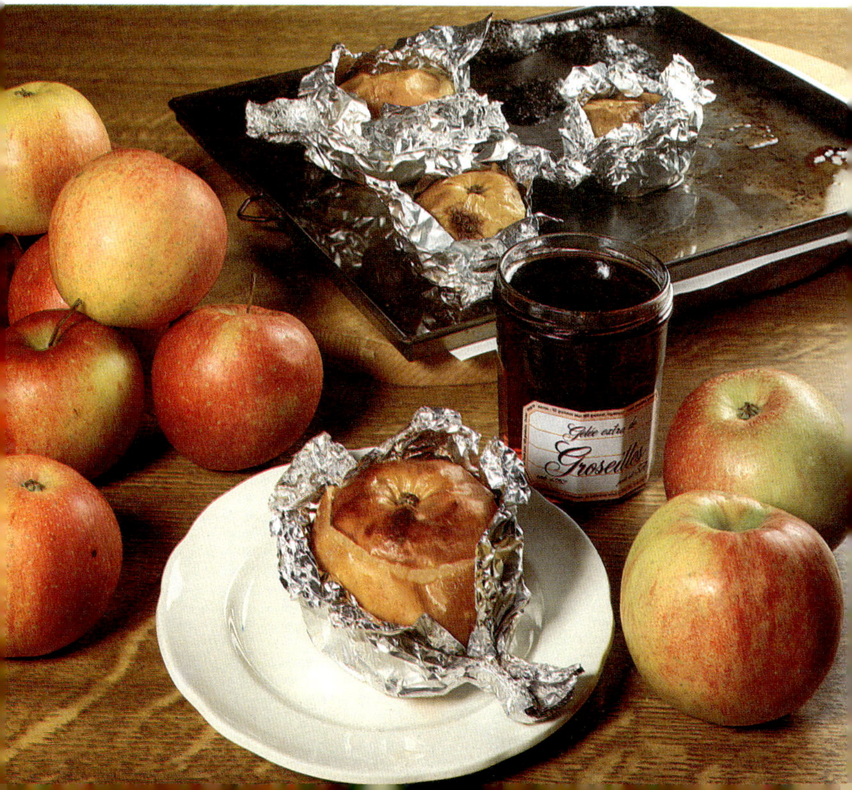
Gelée extra

Omelette aux fruits

Prép. : 5 mn. Cuiss. : 15 mn.

4 personnes. 120 cal./pers.

1 pomme / 1 poire / 1 orange / 2 œufs / 1 jus de citron.

Couper les fruits en morceaux et les faire caraméliser dans une poêle en ajoutant le jus de citron.

Séparer les jaunes des blancs et monter ceux-ci en neige.

Verser dans un plat allant au four et faire cuire 15 minutes (th. 5).

Compote meringuée

Prép. : 15 mn. Cuiss. : 1 h.

4 personnes. 60 cal./pers.

2 pommes / 1 poire / 2 blancs d'œufs / Cannelle / 1 zeste de citron.

Couper la poire et les pommes en petits dés. Ajouter 2 cuillerées à soupe d'eau et le zeste de citron.

Faire cuire 15 minutes à feu doux (couvert).

Réduire les fruits en compote et incorporer délicatement la cannelle et les blancs en neige.

Faire cuire à four doux (th. 4) 30 à 40 minutes. Servir le soufflé immédiatement.

Salade de fruits gratinée

Prép. : 10 mn. Cuiss. : 10 mn.

4 personnes. 170 cal./pers.

2 pommes / 2 oranges / 1 banane / 1 cuillerée à soupe de crème / 1 œuf / 4 cuillerées à soupe de lait / Edulcorant.

Couper les pommes, la banane et les oranges en petits dés.

Les placer dans de petits plats à tartelettes.

Mélanger la crème, le lait, l'œuf et l'édulcorant, et verser sur la salade de fruits.

Passer au four très chaud 10 minutes.

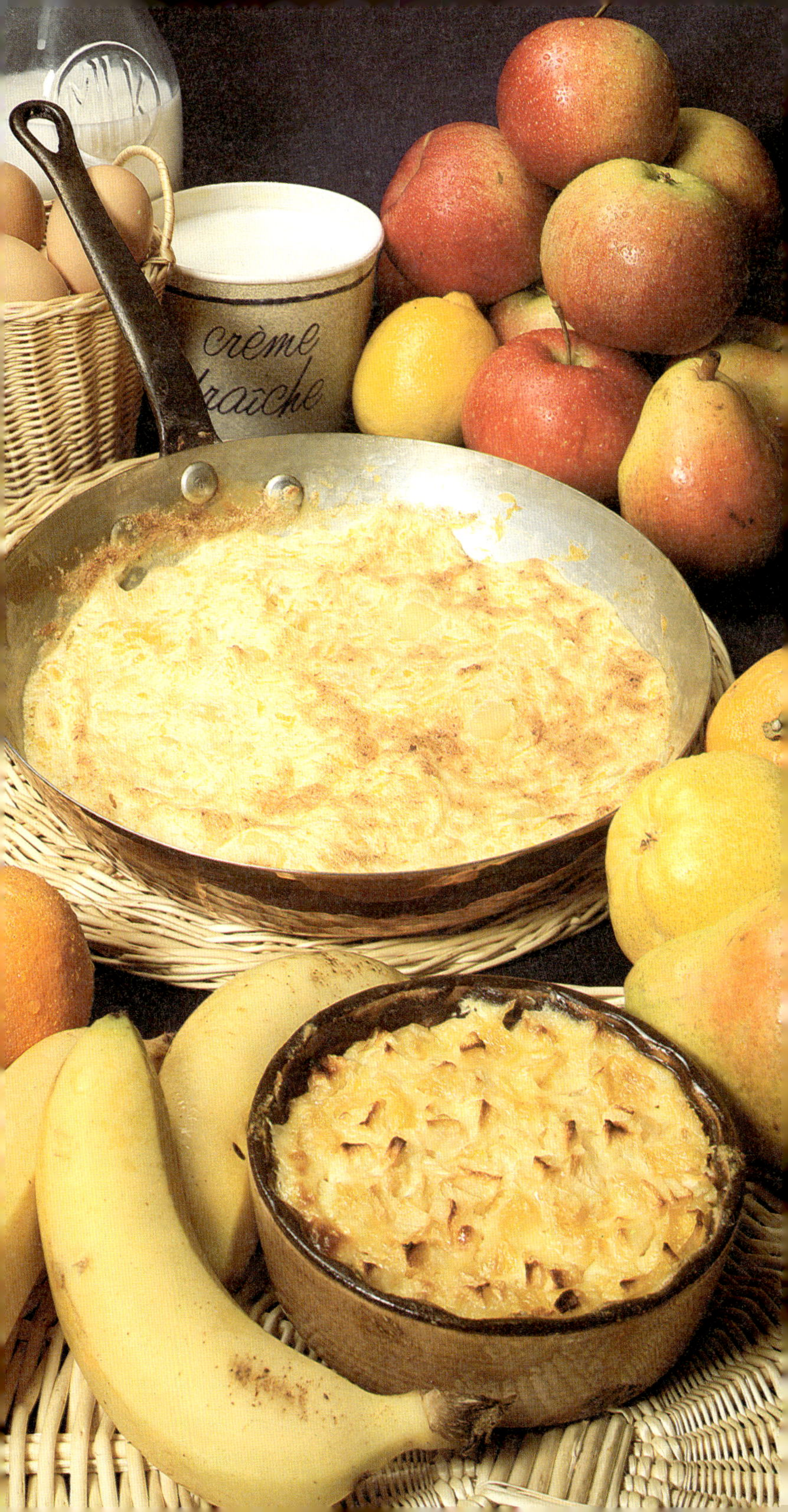
crème

Clafoutis aux pommes

Prép. : 5 mn. Cuiss. : 30 mn.

6 personnes. 110 cal./pers.

4 pommes / 3 œufs / 1/3 lit. de lait / Edulcorant.

Couper les pommes en tranches fines et les disposer dans un plat allant au four.

Verser le mélange œufs et lait sur les fruits , puis faire cuire à four moyen (th. 6) 30 minutes.

Peut se réaliser avec poires, cerises, pêches, ananas.

Tarte aux pommes

Prép. : 15 mn. Cuiss. : 45 mn.

6 personnes. 150 cal./pers.

3 cuillerées à soupe de maïzena / 2/3 lit. de lait / 3 œufs / 5 pommes / Edulcorant.

Mélanger maïzena, lait, œufs et édulcorant, et verser la préparation dans un moule à tarte préalablement légèrement graissé.

Laisser reposer 1 heure à température ambiante (pour que le dépôt de pâte se fasse).

Poser ensuite délicatement les tranches de pommes sur la préparation.

Faire cuire à four moyen (th. 5) 45 minutes. Servir dans le plat de cuisson.

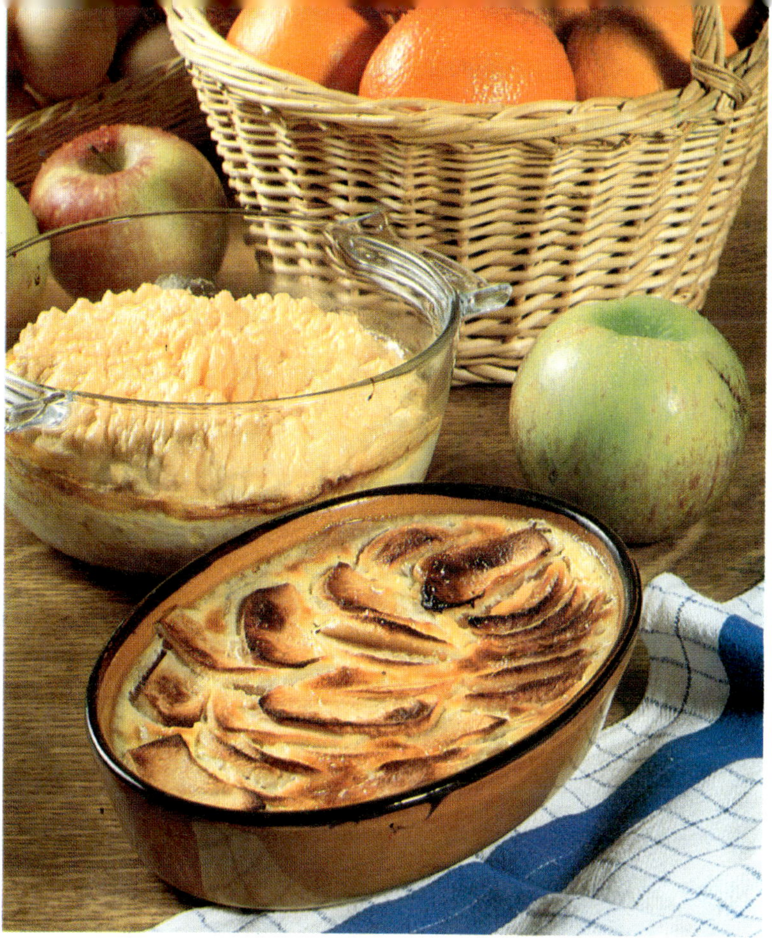

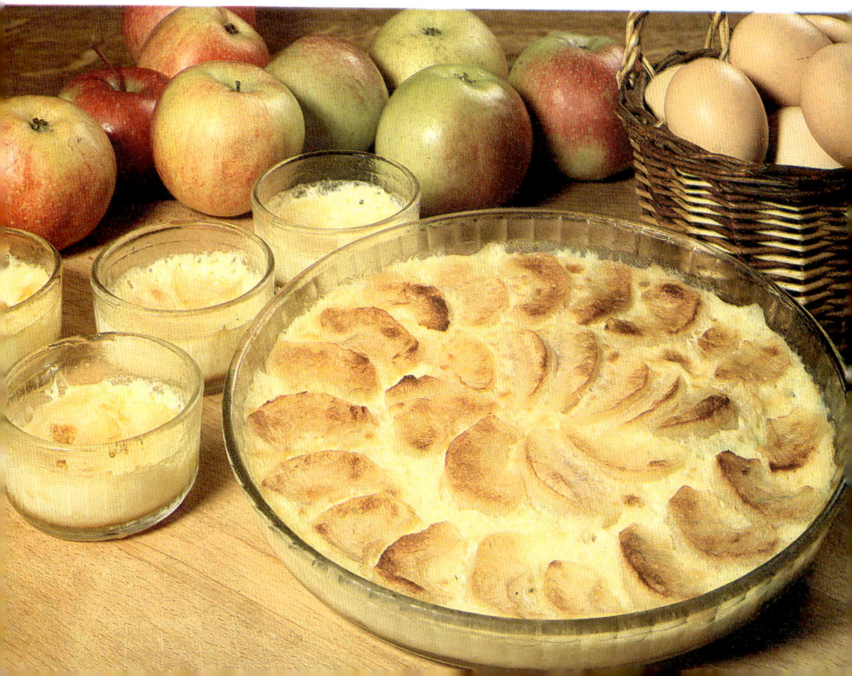

Jus de carotte

Prép. : 5 mn.

4 personnes. 200 cal./pers.

1/2 lit. de jus de carotte / 1/4 lit. de jus de pomme / 1 citron / 2 cuillerées à soupe de crème / Sel, poivre.

Mélanger le jus de carotte, le jus de pomme, le jus de citron et la crème.
Bien mixer le tout.
Saler, poivrer et servir frais.

Jus d'orange au gingembre

Prép. : 5 mn. Cuiss. : 5 mn.

4 personnes. 170 cal./pers.

1/2 lit. de jus d'orange / 1/4 lit. de jus de pomme / 1 cuillerée à soupe de gingembre râpé / Edulcorant.

Mélanger le jus de pomme et le jus d'orange et faire chauffer 5 minutes.
Ajouter le gingembre et l'édulcorant.
Servir chaud ou froid.

Jus de tomate au céleri

Prép. : 5 mn.

4 personnes. 40 cal./pers.

5 tomates / 1 verre de jus de céleri / Sel, poivre / Tabasco.

Presser les tomates pour en extraire le jus.
Y ajouter le jus de céleri, puis le sel, poivre et tabasco. Servir très frais.

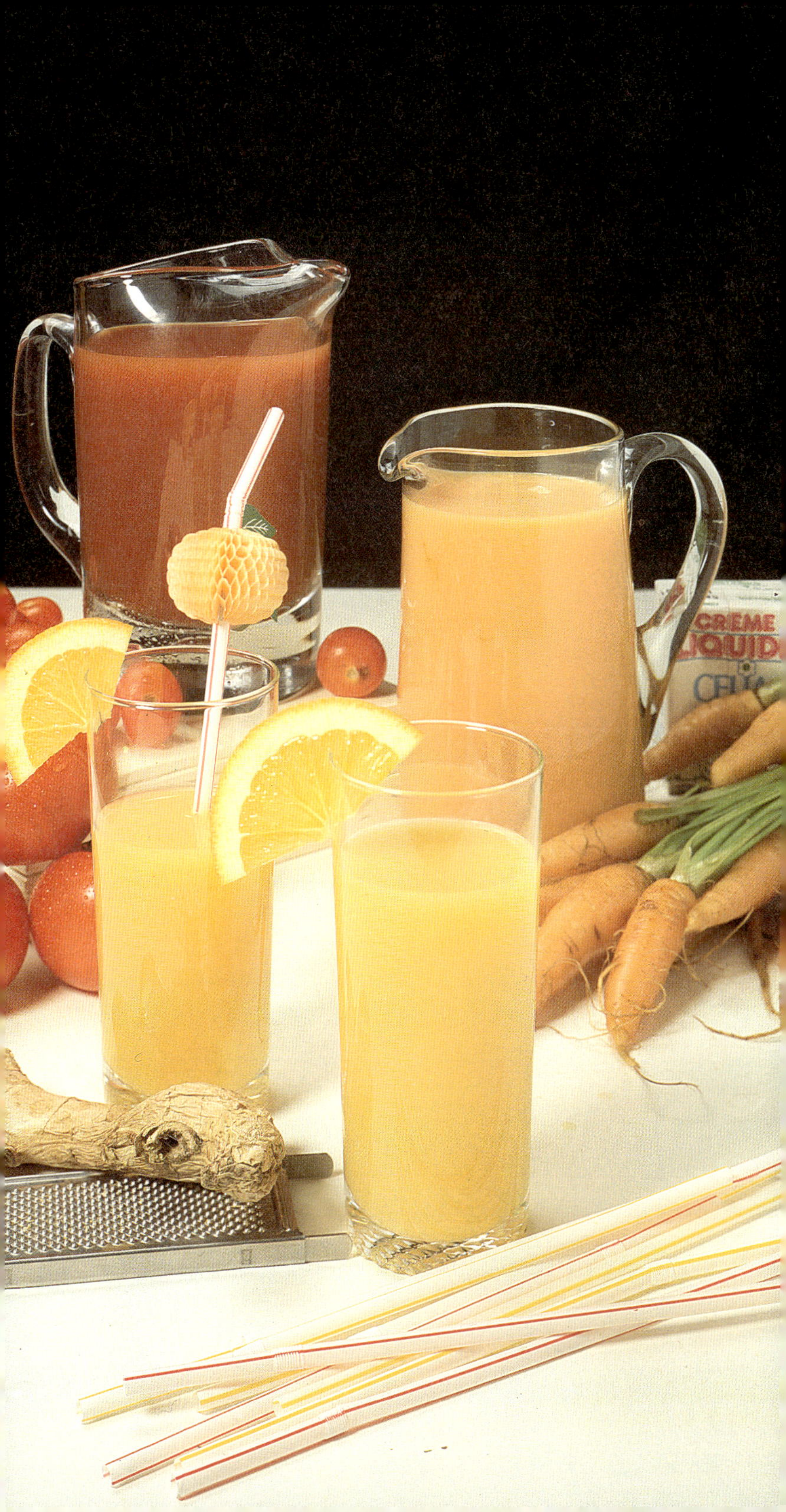
CREME
LIQUID

Milk-fruits

✗ ○○

Prép. : 5 mn.

4 personnes. 200 cal./pers.

6 oranges / 1 citron / 1 pamplemousse / 1 yaourt bulgare / 4 glaçons.

Mélanger le jus des oranges, du citron et du pamplemousse avec le yaourt et les glaçons.

Mixer le tout vivement et laisser refroidir 15 minutes au réfrigérateur.

Thé à la pomme

✗ ○

Prép. : 10 mn.

4 personnes. 60 cal./pers.

1/2 lit. de thé / 2 verres de jus de pomme / Tranches de citron / Cannelle / Edulcorant.

Préparer le thé, puis y ajouter le jus de pomme et la cannelle, puis l'édulcorant.

Servir chaud ou froid avec 1 tranche de citron.

Infusion menthe et fruits

✗ ○

Prép. : 5 mn.

4 personnes. 70 cal./pers.

8 feuilles de menthe fraîche / 2 oranges / 2 citrons / Edulcorant / 1/2 lit. d'eau.

Dans l'eau bouillante ajouter les feuilles de menthe et laisser infuser 5 à 10 minutes.

Ajouter à l'infusion les jus des oranges et d'1 citron, puis l'édulcorant.

Cette boisson peut être consommée chaude ou froide. On décorera de tranches de citron.

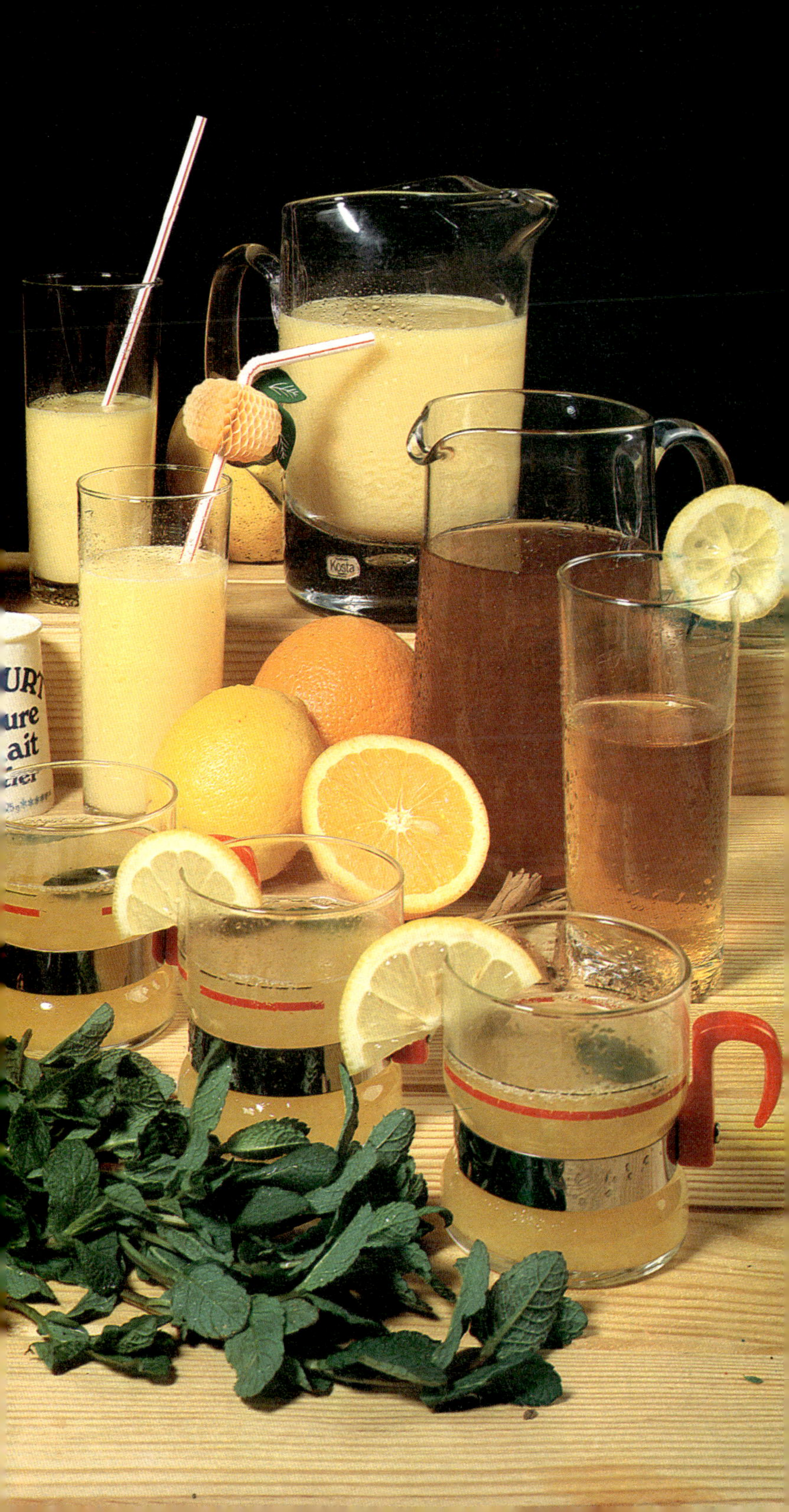
Kosta

Gelée ou fond

Prép. : 10 mn. Cuiss. : 1 h.

4 personnes. 5 cal./cuill. à soupe

1 lit. d'eau / 1 bouquet garni / 1 cuillerée à soupe de viandox / 1 os de veau / 1 pied de veau / Sel, poivre.

Préparer le court-bouillon avec l'eau, le bouquet garni, le viandox, sel, poivre.

Ajouter l'os et le pied de veau et laisser cuire à feu doux 1 heure.

A la fin de la cuisson filtrer le tout et laisser refroidir le bouillon afin de pouvoir le dégraisser.

Le bouillon refroidi et dégraissé constitue la gelée que l'on peut utiliser de différentes façons.

On peut conserver la gelée au réfrigérateur dans un bocal ou au congélateur, conditionnée en glaçons.

Sauce tomate

Prép. : 5 mn. Cuiss. : 30 mn.

4 personnes. 20 cal./pers.

6 tomates / 2 oignons / 3 gousses d'ail / 1 cuillerée à soupe de vinaigre / Sel, poivre / Laurier / Marjolaine.

Dans un récipient bien chaud faire blondir les lamelles d'oignons en ajoutant peu à peu le vinaigre.

Ajouter les tomates en morceaux, l'ail pilé et l'assaisonnement.

Laisser mijoter 30 minutes.

Passer le tout au moulin à légumes.

Cette sauce, qui se conserve 1 semaine au réfrigérateur, convient pour légumes et viandes blanches.

Sauce béchamelle

Prép. : 10 mn. Cuiss. : 10 mn.

4 personnes. 80 cal./pers.

2 cuillerées à soupe rases de maïzena / 1/4 lit. de lait / 1 œuf / 10 g. de beurre / Sel, poivre, noix de muscade.

Mélanger la maïzena et le lait et faire épaissir à feu doux.

Quand le mélange a épaissi, ajouter hors feu, le beurre puis le jaune d'œuf battu en remuant.

Assaisonner, puis incorporer délicatement le blanc en neige.

Cette sauce peut être servie immédiatement sur des légumes ou peut être passée au four avec légumes, restes de viande, restes de poisson ou fruits de mer.

Mousseline rapide

Prép. : 10 mn.

4 personnes. 70 cal./pers.

1 jaune d'œuf / 3 cuillerées à soupe de lait concentré non sucré demi-écrémé / 2 blancs d'œufs / Sel, poivre.

Monter au fouet électrique le mélange jaune d'œuf et lait concentré. Assaisonner.

Incorporer délicatement les blancs d'œufs en neige et servir.

Sauce aux câpres

Prép. : 5 mn. Cuiss. : 15 mn.

4 personnes. 50 cal./pers.

5 cuillerées à soupe de concentré de tomates / 2 cuillerées à soupe de lait concentré non sucré / 1/2 verre d'eau / 3 cornichons / Câpres / Sel, poivre.

Mélanger le concentré de tomates et le lait concentré. Ajouter l'eau, les cornichons hachés.

Faire bouillir 15 minutes.

Ajouter sel, poivre, câpres et servir immédiatement.

Cette sauce peut accompagner poissons, langue, viandes blanches et œufs pochés.

Sauce à l'échalote

Prép. : 5 mn. Cuiss. : 10 mn.

4 personnes. 50 cal./pers.

1/4 lit. de vinaigre / 8 échalotes / 1 jaune d'œuf / 2 cuillerées à soupe de lait concentré non sucré / Sel, poivre.

Hacher les échalotes. Les ajouter au vinaigre et faire bouillir 10 minutes.

Ajouter ensuite, hors feu, le lait et l'œuf battus, en remuant vivement.

Assaisonner et servir immédiatement.

Cette sauce accompagne fort bien toutes les viandes, rôties ou grillées.

Sauce mayonnaise

Prép. : 5 mn. Cuiss. : 15 mn.

4 personnes. 30 cal./pers.

1 œuf entier / 1 cuillerée à café de moutarde / Le jus d'1/2 citron / 4 cuillerées à soupe de lait (chaud) / Sel, poivre / Fines herbes.

Mélanger l'œuf, la moutarde, le jus de citron, et faire épaissir, en remuant sans cesse, au bain-marie.

Ajouter le lait peu à peu, toujours au bain-marie. Faire épaissir.

Quand la sauce a atteint la consistance voulue, la laisser refroidir (elle épaissira encore). Assaisonner.

Cette sauce permettra les mêmes utilisations que la mayonnaise classique.

Sauce hollandaise

Comme la précédente mais utiliser 8 cuillerées à soupe de lait chaud.

Sauce rémoulade

Prép. : 5 mn.

4 personnes. 20 cal./pers.

Le jaune d'1 œuf mollet / 1 cuillerée à café de moutarde / Le jus d'1/2 citron / 3 cuillerées à soupe de fromage blanc à 40 % M.G. / Sel, poivre / Fines herbes.

Mélanger le jaune d'œuf mollet, la moutarde, le citron.

Ajouter peu à peu le fromage blanc en remuant sans cesse.

Assaisonner.

Cette sauce, qui peut se conserver une semaine au réfrigérateur, accompagne le céleri-rave, les carottes râpées, les salades composées, les asperges, les artichauts, le poisson froid, la viande froide, selon l'assaisonnement.

Sauce mousseline

Prép. : 10 mn.

4 personnes. 80 cal./pers.

2 cuillerées à soupe d'huile / 1 jaune d'œuf / 1/2 cuillerée à café de moutarde / 2 blancs d'œufs.

Préparer une mayonnaise avec le jaune d'œuf, la moutarde et l'huile.

Incorporer à celle-ci les blancs d'œufs en neige, délicatement.

Cette sauce, qui doit se préparer au dernier moment, accompagne fruits de mer, poireaux, asperges.

Sauce vinaigrette

Prép. : 10 mn.

4 personnes. 60 cal./pers.

2 cuillerées à soupe d'huile / 1 cuillerée à soupe de vinaigre / 1/2 verre d'eau bouillante / 1 jaune d'œuf cru / Sel, poivre / Fines herbes.

Mélanger l'huile et le vinaigre. Assaisonner.

Sans cesser de battre, ajouter l'eau bouillante et verser sur le jaune d'œuf battu, en remuant.

On obtient une sauce onctueuse qui remplace la vinaigrette classique (ne se conserve que 24 heures).

Sauce au yaourt

Prép. : 5 mn.

4 personnes. 10 cal./cuill. à soupe

1 yaourt de type Bulgare / 1 cuillerée à café de moutarde / 1/2 jus de citron ou 1 cuillerée à café de vinaigre de cidre / Sel, poivre / Fines herbes / Ail / Echalote.

Mélanger le tout et battre vivement au fouet électrique.
Assaisonner avec sel, poivre, éventuellement piment et curry, ciboulette, ail, échalote, persil, cerfeuil... au choix.

Cette sauce, qui accompagne essentiellement les crudités, peut se préparer à l'avance et se conserver (non assaisonnée) 1 semaine au réfrigérateur.

Sauce aigre

Prép. : 5 mn. Cuiss. : 10 mn.

4 personnes. 50 cal./pers.

3 yaourts bulgare / 1 cuillerée à soupe de crème fraîche / 1/2 jus de citron / Sel, poivre.

Faire bouillir 10 minutes les yaourts et le jus de citron.
Ajouter hors feu la crème et battre le tout vivement.
Assaisonner selon les goûts.

Cette sauce accompagne délicatement les poissons.

CONNAITRE LES ALIMENTS
Tableau récapitulatif

Aliments	Composants essentiels	Rôles
- Lait, fromages, yaourts, fromages blancs	- Calcium (1) - Protéines (2) - Lipides *a - Glucides *b - Vitamine A (3) - Vitamine D (4)	(1) Constituant essentiel des os. Participe à la contraction musculaire. (2) Indispensables à l'entretien de la masse musculaire. Permettent la fabrication de nouvelles cellules. (3) Adaptation visuelle. Entretien de la peau. (4) Permet de fixer le calcium.
- Viandes, poissons, œufs	- Protéines (1) - Lipides (2)	(1) Entretien de la masse musculaire et fabrication des cellules. (2) Permettent de lutter contre le froid.
- Légumes, fruits	- Vitamine C - Sels minéraux - Cellulose - Glucides	- Augmente les défenses de l'organisme. Stimule. Permet de mieux fixer le fer. - Participent au fonctionnement de l'organisme et entretiennent l'état général. - Non digestible par les parois intestinales, augmente le volume du bol intestinal et permet donc de lutter contre la constipation. - Indispensables au fonctionnement des muscles et du système nerveux.
	Glucides :	
- Pain	55 %	- Fonctionnement du système musculaire. - Fonctionnement du système nerveux.
- Biscottes	75 %	
- Riz, pâtes, semoule, farine,	75 %	
- Légumes secs	60 %	
- Pommes de terre, petits pois	20 %	
- Fruits secs	70 %	
- Miel, chocolat, confiture, sucre, pâtisseries	70 à 100 %	
- Boissons sucrées du commerce		
- Beurre - Crème - Saindoux - Huiles - Margarines	→ **Lipides**	- Luttent contre le froid. - Participent à l'effort musculaire. - Fort pouvoir énergétique.

* a et b. voir Connaître les aliments, p. 16.

MENUS

Lundi	Mardi	Mercredi	Jeudi	Vendredi	Samedi	Dimanche
Artichauts en salade	Salade de betteraves	Salade orientale	Salade de chou-fleur	Salade douce	Romaine aux harengs	Salade d'endives
Côtes de veau aux champi-gnons	Bœuf à la ficelle	Rôti de porc au lait aux navets	Veau aux courgettes	Dorade flambée au pastis	Lapin Dijonnaise	Poulet à la crème d'ail Haricots verts vapeur
Crème de pam-plemousses	Orange flambée	Fromage blanc	Papillotte multicolore	Mousse de pêches	Compote rouge	Crème au chocolat
Consommé à la tomate	Crème de concombre	Crème de laitue	Salade verte sauce yaourt	Asperges en salade	Soupe aux fanes de radis	Tomates fraîches sauce yaourt
Colin au piment Epinards vapeur	Darne de saumon à la julienne de carottes	Oeuf en puits	Gratin de fruits de mer Champignons à la Grecque	Soufflé au fromage Légumes à la Provençale	Concombre farci au poisson	Lotte impériale
Fromage blanc	Yaourt nature	Meringue aux poires	Pomme garnie au four	Ananas frais	Fromage blanc	Tarte aux pommes.

Ces menus oscillent entre 900 et 1 000 calories. Le petit-déjeuner, s'il est composé de 2 tranches de pain et de 10 g. de beurre apportera 200 calories environ, ce qui totalisera un nombre tout à fait acceptable de 1 200 calories/jour.

VALEUR ENERGETIQUE DES ALIMENTS COURANTS (pour 100 g.)

PRODUITS LAITIERS

Lait entier	60
Lait 1/2 écrémé	45
Lait écrémé	35
Yaourt nature	60
Yaourt maigre	40
Yaourt aux fruits	120
Fromage blanc 0 %	60
Fromage blanc 20 %	80
Fromages :	
Brie, Camembert	300
Munster, Pont-l'Evêque	350
Cantal, Saint-Paulin	380
Gruyère, Comté	400
Bleus	420
Roquefort	400
Beurre	760
Oeuf (1)	75

VOLAILLES

Canard	200
Dinde, dindonneau	260
Gibier	150
Lapin	170
Oie	360
Pigeon	170
Poule	200
Poulet	150
Faisan, perdrix	150

VIANDES

Agneau côtes	280
gigot	250
Bœuf côtes	200
steacks	250
cœur	160
langue	200
Cheval	110
Mouton épaule	250
cervelle	120
Porc côtes	300
rôti	280
foie	140
jambon	300
Veau côtes	150
longe	180
foie	130
ris	130
tête	200

CHARCUTERIES

Andouillette	350
Boudin	500
Cervelas	500
Foie gras	500
Lard	600
Pâté	500
Rillettes	600
Saucisses	350
Saucisson	560
Jambon blanc	300
Jambon cru	350

POISSONS, CRUSTACES

Anguille	260
Bar	90
Brochet	80
Carpe	100
Colin	90
Dorade	80
Eglefin	70
Grondin	90
Hareng	200
Lieu	100
Limande	70
Lotte	70
Maquereau	180
Merlan	70
Merlu	80
Morue fraîche	70
Raie	100
Sardine	130
Saumon	200
Sole	80
Thon	220
Truite	120
Turbot	120
Caviar	220
Crabes	90
Crevettes, Ecrevisses	80
Homard	80
Huîtres	70
Langouste	90
Moules	80

LEGUMES

Artichaut	50
Asperges	20
Aubergines	30
Avocat	200
Bettes	35
Betteraves	40
Brocoli	40
Carottes	45
Céleris	30
Champignons	30
Chou blanc	20
Choux de Bruxelles	60

Chou-fleur	35
Chou rouge	30
Concombre	15
Courge	30
Courgettes	20
Cresson	25
Endives	30
Epinards	25
Fenouil	35
Haricots verts	30
Laitue	20
Navets	40
Oignons	40
Petits pois	90
Poireaux	35
Poivrons	30
Radis	20
Salsifis	75
Tomates	20
Topinambours	80
FRUITS	
Avocat	200
Abricots	45
Ananas	50
Banane	90
Brugnon	60
Cerises	80
Citron	30
Clémentines	40
Figues	80
Fraises	40
Framboises	50
Groseilles	30
Kiwi	50
Mandarine	40
Melon	30
Mûres	50
Myrtilles	50
Orange	50
Pamplemousse	40
Pêche	50
Poire	70
Pomme	50
Prunes	60
Raisin	90
Olives	200
MATIERES GRASSES	
Beurre	760
Crème fraîche	300
Huiles	900
Margarine	800
Saindoux	800
LEGUMES SECS ET FRUITS SECS	
Fèves	350
Haricots blancs	350
Lentilles	350
Pois cassés	340
Pois chiches	360
Amandes	620
Cacahuètes	560
Châtaignes	200
Dattes	300
Abricots secs	260
Figues sèches	280
Noisettes	660
Noix	670
Pruneaux	300
Raisins secs	330
CEREALES	
Farine	350
Maïs	350
Fécule	370
Pâtes	360
Riz	350
Semoule	360
Tapioca	360
Pain	260
Biscottes	370
Biscotte (1)	35
Pomme de terre	100
PRODUITS SUCRES	
Biscuits	300 à 500
Bonbons	400
Chocolat	500
Confitures	300
Miel	300
Pain d'épices	350
Pâtes de fruits	450
Pâtisserie	500
Sucre	400
Chocolat en poudre	400
BOISSONS	
Limonade	50
Bière	120
Café	0
Thé	0
Infusion	0
Eau	0
Jus de fruit	70
Jus de tomate	20
Porto	160
Rhum	300
Whisky	300
Cidre	50

TABLE DES RECETTES

TABLE DES MATIERES